脐带间充质干细胞

制备技术及其在 2 型糖尿病中的应用

- 策　　划　朱　江
- 主　　编　念沛沛
- 副 主 编　叶进培　高　军　封兴华
- 执行主编　陈寅嘉澍　张瑞敏

图书在版编目（CIP）数据

脐带间充质干细胞：制备技术及其在 2 型糖尿病中的应用 / 念沛沛主编 . -- 西安：世界图书出版西安有限公司，2025.1. -- ISBN 978-7-5232-1894-5

Ⅰ. Q25；R587.105

中国国家版本馆 CIP 数据核字第 2025BK3004 号

书　　名	**脐带间充质干细胞：制备技术及其在 2 型糖尿病中的应用**
	QIDAI JIANCHONGZHI GANXIBAO: ZHIBEI JISHU JI QI ZAI 2XING TANGNIAOBING ZHONG DE YINGYONG
主　　编	念沛沛
责任编辑	杨　菲　马元怡
装帧设计	新纪元文化传播
出版发行	世界图书出版西安有限公司
地　　址	西安市雁塔区曲江新区汇新路 355 号大夏国际中心 B 座
邮　　编	710061
电　　话	029-87214941　029-87233647（市场营销部）
	029-87234767（总编室）
网　　址	http://www.wpcxa.com
邮　　箱	xast@wpcxa.com
经　　销	新华书店
印　　刷	西安市久盛印务有限责任公司
开　　本	787mm×1092mm　　1/16
印　　张	9.25
字　　数	150 千字
版次印次	2025 年 1 月第 1 版　2025 年 1 月第 1 次印刷
国际书号	ISBN 978-7-5232-1894-5
定　　价	66.8 元

医学投稿　xastyx@163.com　‖　029-87279745　029-87285296

☆如有印装错误，请寄回本公司更换☆

策　　划　朱　江
主　　编　念沛沛
副 主 编　叶进培　高　军　封兴华
执行主编　陈寅嘉澍　张瑞敏
编　　者

陈寅嘉澍	张瑞敏	成　钟	姚　雄	李小妹	蔡　鹏
李云鹏	刘富伟	乔　梵	刘彦君	郝宏智	畅　茁
朱昌生	杨　斌	赵学武	王永青	李晓娟	李　娜
朱　政	田　晔	崔　旭	李卫国	姜西玲	范春芳
秦　敏	朱　然	丁　铭	杨　健	朱　坤	金　鑫
高东五	朱　博	苏佩合	潘改艳	蔺亚平	王占尧
高　延	马　晶	刘　云	石晗筱	李文婷	李佳兴
付晓婷	薛　静	周卓岩			

郑重声明

不断更新并拓展的领域，因此相关实践操作、治疗方法及药物都有可能会改变，希望读者审查书中提及的器械制造商所提供的信息资料及相关手术的适应证和禁忌证。作者、编辑、出版者和经销商不对书中的错误或疏漏以及应用其中信息产生的任何后果负责，关于出版物的内容不作任何明确或暗示的保证。作者、编辑、出版者和经销商不就由本出版物所造成的人身或财产损害承担任何责任。

序 言

尊敬的各位专家、学者及同仁,大家好!

值此《脐带间充质干细胞:制备技术及其在 2 型糖尿病中的应用》出版之际,我谨向所有参加编写和推动此书出版的专家们表示最热烈的祝贺!

2 型糖尿病作为一种常见病、多发病,发病率高达 12.8%,到目前为止全世界共有患者 5.37 亿,其中中国就有 1.41 亿,成为医学界关注的焦点。近年来,脐带间充质干细胞作为再生医学的重要研究对象,在治疗 2 型糖尿病方面发挥着积极的作用,其潜力逐日彰显,为众多患者带来了新的康复希望。

《脐带间充质干细胞:制备技术及其在 2 型糖尿病中的应用》的出版,不仅是对脐带间充质干细胞治疗 2 型糖尿病研究成果的系统梳理和总结,更是对这一领域未来发展方向的重要指引。它凝聚了众多专家的智慧和心血,体现了严谨的科学态度和求实的治学精神。

我相信,这本书的出版将极大地推动脐带间充质干细胞治疗 2 型糖尿病的临床实践与研究进展。它将为细胞产品的制备以及临床医生的诊疗提供科学的指导,同时为患者带来更加安全、有效的治疗方案,也将为再生医学领域的发展注入新的活力。

展望未来,我期待在《脐带间充质干细胞:制备技术及其在 2 型糖尿病中的应用》的应用实践中，我们能够进一步深化对这一领域的研究，探索更加优化的治疗方案，为更多患者带来福音。同时，我也相信，在再生医学领域的不断探索和创新下，我们将能够为人类的健康事业作出更大的贡献。

最后，对所有参加编写和推动此书出版的专家所付出的辛勤努力致以衷心的感谢！

2024 年 7 月 8 日

叶进培（Dr. JINPEI YE）博士（英籍华人）
· 陕西富平综合细胞库首席科学家
· 英国伦敦大学终身高级研究员
· 英国爱丁堡大学罗斯林研究所终身高级研发科学家
· 克隆羊"多莉"核心科研人员
· 临床级人胚干细胞衍生 MSC 制备与应用负责人

前言

150年前,当干细胞一词悄然出现的时候,人们对它了解甚少。然而今天,无论在世界任何一个生物工程实验室,干细胞都是人们研究的热门课题。不仅如此,干细胞已经走出实验室,走向临床医疗一线,成为医疗革命的重要抓手和利器,成为挽救数以亿计患者生命的光明和希望。

令人鼓舞的是,在中国1700余名两院院士里,就有50余名院士带领他们的团队开展各级各类干细胞的研究及应用工作,成果卓然,其水平可比肩世界先进水平。同时,全国各地先后建立了集存储、制备、科研三位一体的专业机构,干细胞产业蓬勃发展。因此,2015年以来,国家制定了一系列发展干细胞产业的方针政策,并写进"十四五"规划和《"健康中国2030"规划纲要》等重要文件之中,鼓励、支持生物产业链健康、有序发展。统计资料显示,2024年,我国干细胞医疗产业市场规模将超过1300亿元,成为当地GDP的重要引擎。

陕西富平综合细胞库自2016年成立以来,在干细胞的采集、制备、移植、疗效评估、健康管理等方面与国内外知名科研机构以及院士、专家合作,制定了一套完整、科学、规范、符合国际标准的技术体系,并总结出了在实际工作中治疗部分疾病的经验。本书阐述的就是关于"脐带间充质干细胞制备技术及其在2型糖尿病中的应用"的专家共识。

  由于水平有限，缺点错误在所难免，望各位专家、学者不吝赐教。同时，衷心感谢为本书付出辛勤工作的各位专家们！

陕西富平综合细胞库

2024 年 7 月 6 日

目 录
Contents

第一章　糖尿病发病现状 / 1

　　第一节　患病率现状 / 2

　　第二节　患病年龄分布 / 3

　　第三节　民族之间的差异 / 4

　　第四节　地域分布的差异 / 5

　　第五节　糖尿病对经济造成的影响 / 6

　　第六节　结　语 / 7

第二章　糖尿病及其并发症对健康的影响 / 9

　　第一节　心脑血管病变 / 11

　　第二节　肾脏损害 / 12

　　第三节　勃起功能障碍 / 12

　　第四节　视网膜病变及白内障 / 14

　　第五节　神经损害 / 14

　　第六节　糖尿病足 / 15

　　第七节　对孕妇、产妇及胎儿的损害 / 15

第三章　目前糖尿病治疗的方法及效果 / 17

　　第一节　口服药物 / 19

　　第二节　注射药物——胰岛素 / 22

　　第三节　手术治疗 / 23

　　第四节　中医药治疗 / 23

第四章　间充质干细胞治疗糖尿病现状 / 27

　　第一节　国际间充质干细胞治疗糖尿病的研究进展 / 28

　　第二节　国内间充质干细胞治疗糖尿病的研究进展 / 34

　　第三节　国内外干细胞治疗糖尿病的最新典型案例 / 37

第五章　间充质干细胞治疗 2 型糖尿病的可能机制 / 41

　　第一节　促进胰岛 β 细胞再生与修复 / 42

　　第二节　改善胰岛素抵抗 / 43

　　第三节　免疫调节作用 / 43

　　第四节　促进血管新生 / 44

　　第五节　分泌细胞因子和微小 RNA / 45

　　第六节　调节能量代谢 / 45

第六章　脐带间充质干细胞相较其他类型干细胞的优势 / 47

　　第一节　来源与采集优势 / 48

　　第二节　生物学特性优势 / 49

　　第三节　临床应用效果优势 / 49

　　第四节　其他优势 / 50

第七章　区域细胞制备中心建设要求 / 51

第一节　建筑布局基本原则 / 52

第二节　洁净区环境 / 53

第三节　设施设备 / 54

第四节　组织设置和人员 / 56

第五节　基本管理制度 / 57

第六节　过程控制 / 59

第七节　细胞产品管理 / 59

第八节　安全管理 / 60

第九节　信息化管理 / 61

第八章　脐带间充质干细胞治疗 2 型糖尿病的细胞制备流程及技术指标 / 63

第一节　脐带间充质干细胞（UC-MSC）的准备 / 64

第二节　UC-MSC 的质量属性和质量要求 / 68

第三节　陕西富平综合细胞库 UC-MSC 治疗 2 型糖尿病"五追溯"与"五不用"原则 / 70

第四节　3D 打印技术助力 UC-MSC 大规模培养 / 70

第五节　UC-MSC 制备出库质量检测报告 / 71

第九章　脐带间充质干细胞治疗 2 型糖尿病的临床转化流程 / 73

第一节　UC-MSC 治疗 2 型糖尿病的临床转化流程 / 74

第二节　各类型糖尿病患者体检项目表 / 75

第三节　糖尿病患者不适合 UC-MSC 治疗的情况 / 80

第四节　脐带间充质干细胞治疗 2 型糖尿病患者知情同意书 / 81

第十章　脐带间充质干细胞用于 2 型糖尿病的治疗方案 / 83

第一节　基础治疗方案及适应患者 / 84
第二节　强化治疗方案及适应患者 / 86
第三节　综合治疗方案及适应患者 / 87
第四节　双重细胞治疗方案及适应患者 / 89
第五节　巩固治疗方案 / 90

第十一章　脐带间充质干细胞治疗后可能出现的不良反应及注意事项 / 93

第一节　UC-MSC 治疗后可能出现的不良反应 / 94
第二节　糖尿病患者 UC-MSC 细胞治疗前注意事项 / 95
第三节　糖尿病患者 UC-MSC 细胞治疗后注意事项 / 95
第四节　UC-MSC 干预 2 型糖尿病专家评估报告及健康管理体系 / 96

第十二章　脐带间充质干细胞治疗 2 型糖尿病期间的膳食结构 / 99

第一节　2 型糖尿病膳食指导 / 100
第二节　膳食结构建议基本原则 / 102
第三节　2 型糖尿病日常饮食具体建议 / 104

第十三章　脐带间充质干细胞治疗 2 型糖尿病期间的运动疗法 / 109

第十四章　脐带间充质干细胞治疗 2 型糖尿病的疗效评估方法与标准 / 113

第一节　糖尿病症状好转 / 115
第二节　糖尿病的临床治愈标准 / 116

第三节　糖尿病并发症康复评定条件 / 117

关于《脐带间充质干细胞：制备技术及其在 2 型糖尿病中的应用》的
　　伦理审核报告 / 122

参考文献 / 123

第一章

糖尿病发病现状

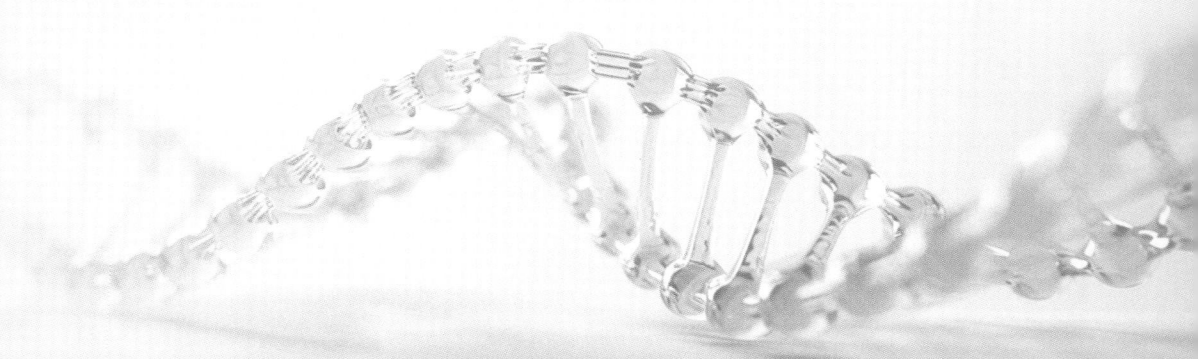

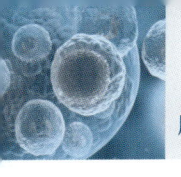

据国际糖尿病联盟（IDF）发布的数据，2017年世界约4.25亿成年人（年龄20～79岁）患糖尿病（Diabetes Mellitus，DM），预计到2045年，糖尿病患病人数将增长至6.29亿。糖尿病及其并发症所造成的病痛和疾病负担是困扰全球人民的重大健康问题和社会经济问题之一。而我国的糖尿病患病人口高居世界第一，且有逐年递增的趋势。2型糖尿病（Type 2 Diabetes Mellitus，T2DM）是机体胰岛素抵抗或胰岛素分泌相对缺乏的一类代谢异常疾病，其患病总数占全部糖尿病患者的90%～95%。因此，本章将主要以2型糖尿病进行糖尿病发病现状分析。

第一节　患病率现状

2型糖尿病是全球范围内患病率较高的慢性非传染性疾病之一。国际糖尿病联盟的数据显示，2017年全球成年人（年龄20～79岁）的糖尿病患病率约为8.8%，而我国作为全球糖尿病患者人数最多的国家，患病率高达11.0%，占全球糖尿病总人数的近1/4。由于2型糖尿病在糖尿病患者中占比超过90%，所以总体糖尿病的流行情况在一定程度上能够反映2型糖尿病的流行特点。1980年，我国一项涵盖14个地区30万人的糖尿病调查显示，糖尿病的患病率为0.67%。到了1994年，针对19个地区22万人口的调查则显示，糖尿病患病率上升至2.5%，同时糖耐量异常率为3.2%。1996年，对11个地区4万余名20～74岁居民的调查进一步指出，糖尿病的标化患病率达到了3.21%，糖耐量异常的标化患病率则为4.76%。进入2002年，中国居民营养与健康状况调查显示，全国部分地区中，城市人口的糖尿病患病率已攀升至4.5%，而农村人口则为1.8%。2007年的国家糖尿病调查数据显示，患病率已高达9.7%。到了2010年，这一数字再次被刷新，我国成年人群的糖尿病患病率达到11.6%。2017年，国际糖尿病联盟报告指出，中国的糖尿病患病率为10.96%。值得注意的是，这些研究在糖尿病的诊断标准上存在差异。1997年之前的调查遵循的是美国糖尿病协会1979年制定的标准，即"空腹血糖 ≥ 7.8 mmol/L"。然而，1997年之后的调查则采用了调整后的新标准："空腹血糖 ≥ 7.0 mmol/L"。这一新标准的实施，使得更多血糖处于临界范围的人群被诊断为糖尿病，这可能是导致我国糖尿病患病率前后出现显著差异的一个重要原因。尽管如此，无法否认的是，我国的糖尿病患病率依然居高不下，并且呈现快速上升的趋势。根据国际糖尿病联盟的数据，考虑到人口结构变化和城市化进展，中国在2045年的成年患病人口将达到约1.74亿。

第二节　患病年龄分布

T2DM又被称为成人发病型糖尿病，具有高年龄段多发的特点。2010年我国的流行病学抽样调查显示，各年龄段人群的糖尿病患病率呈递增趋势：18~29岁的患病率为4.5%，30~39岁的患病率为6.6%，40~49岁的患病率为11.3%，50~59岁的患病率为17.6%，60~69岁的患病率为22.5%，70岁以上的患病率为23.6%。

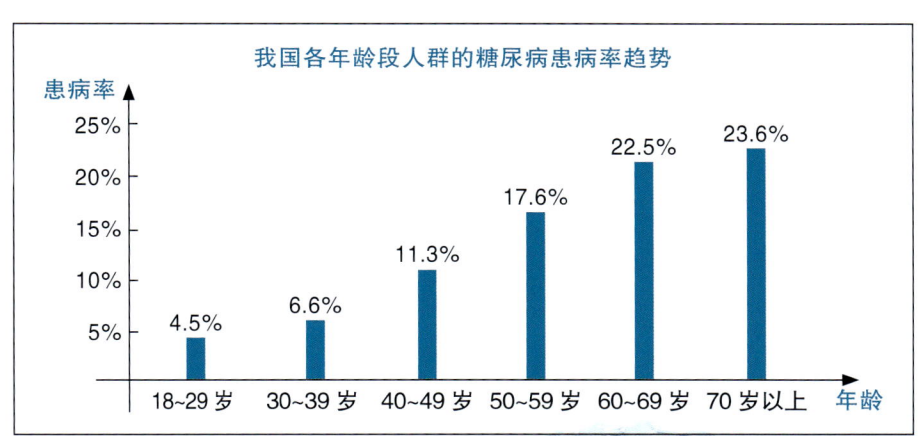

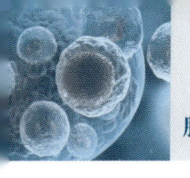

可以看出，随着年龄的增长，糖尿病患病率也在快速上升。目前，大多数学者认为 T2DM 主要发生在成年人群，青少年（20 岁以下）的病例较少。然而，从 20 世纪 90 年代末开始，流行病学调查不断发现儿童和青少年 T2DM 的患病率呈上升趋势，发病年龄越来越小。一项研究发现，肥胖和高体重指数（BMI）的儿童比例增加导致青少年 T2DM 患病率的升高。美国在 1982—1994 年的一项糖尿病前瞻性研究中观察到，青少年 T2DM 的发病率增加了 10 倍，从每年 0.7/10 万上升到 7.2/10 万。另一项研究发现，青少年 T2DM 多发于 10～20 岁，发病年龄的中位数为 13.5 岁，绝大多数青少年患者发病于青春期之初，这表明青春期的生理和心理变化可能与青少年 T2DM 的发病有一定关系。20 世纪 90 年代，香港的非胰岛素依赖型糖尿病调查发现，香港的青少年糖尿病患者中约 90% 为 T2DM 患者，而 21 世纪初中国台湾地区的这一比例为 50%，远高于中国大陆，这表明青少年 T2DM 在不同地区存在较大的差异。虽然国内关于青少年 T2DM 的监测数据和流行病学研究相对较少，但临床观察发现，近年来青少年 T2DM 患者呈增多的趋势，这可能源自肥胖、不良饮食习惯和久坐生活习惯等高危因素导致疾病提前发生。与中老年人相比，青少年的 T2DM 更隐蔽，诊断、管理和监测都面临一定的困难，而发病年龄早的特点也给社会增加了更大的疾病负担，因此对青少年 T2DM 应给予更多重视。

第三节　民族之间的差异

我国是一个多民族的国家，国内学者的研究发现，不同民族之间糖尿病的患病率存在一定差异。20 世纪 70 年代，第一次糖尿病流行病学调查结果显示，在内蒙古地区，汉族的患病率超过了蒙古族，而在宁夏地区，回族的患病率高于汉族，这些差异在统计学上有显著意义。1998

年，一项研究对粤北山区进行了糖尿病流行情况的抽样调查，发现瑶族人群的糖尿病和糖耐量异常的患病率分别为3.03%和5.48%，而汉族人群为1.73%和2.45%，这些差异也具有统计学意义。然而，并非所有研究都发现了明显的民族间差异。1980年、1996年、2000年的几项全国糖尿病调查显示，贵州、青海、广西、内蒙古等省份的苗族、藏族、壮族、蒙古族、维吾尔族、汉族等民族之间的患病率差异没有统计学意义。但是根据这些患病数据，无论在少数民族人群还是汉族人群中，糖尿病的患病率都在迅速上升。

第四节　地域分布的差异

2017年国际糖尿病联盟的调查结果显示，不同地区成年人群（年龄20～79岁）的T2DM患病率存在显著差异，北美洲及加勒比地区的患病率最高（13.0%），随后依次为中东及北非地区（9.6%）、西太平洋地区（9.5%）、欧洲（8.8%）、东南亚（8.5%）、南美洲和中美洲（8.0%），非洲地区的患病率最低（3.3%）。2010年中国疾病预防控制中心根据全国疾病监测系统收集的来自162个城市和农村监测点的109 023份18岁以上人群的健康数据进行分析，结果显示我国糖尿病患病率较低的地区有西藏、云南、贵州、广西、海南、广东、福建，而青海、宁夏、河北、北京、吉林是患病率较高的地区。从发病率来看，北方人群的糖尿病发病率高于南方，城市人群略高于农村人群。

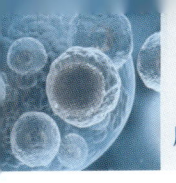

第五节　糖尿病对经济造成的影响

1. 医疗成本

糖尿病是一种慢性疾病，需要长期的管理和治疗，包括药物治疗、定期检查、并发症的治疗等，这些都会产生高昂的医疗费用。

并发症的治疗尤其昂贵，如心血管疾病、肾病、视网膜病变等，这些并发症不仅降低患者的生活质量，也大幅增加医疗开支。特别是需要注射胰岛素的患者，年平均用药成本超过 10 000 元。

2. 生产力损失

糖尿病患者可能会因为疾病管理需要频繁就医，导致工作缺勤或工作效率降低。同时，疾病相关的并发症可能导致残疾，进一步影响患者的劳动能力。

3. 家庭经济负担

家庭可能需要承担额外的医疗费用，以及因疾病导致的收入减少。家人可能需要提供照顾，这也会影响家庭成员的工作和生活质量，甚至导致因病致贫、因病返贫的发生。

4. 社会总体经济影响

糖尿病及其并发症的广泛流行对社会的总体经济产生影响，减少了可用于其他社会和经济发展的资源。疾病预防和管理计划需要政府和社会的额外投资。

综上所述，糖尿病不仅对患者的健康造成严重影响，也对经济造成显著负担。因此，糖尿病的预防、教育和有效管理是减轻这种负担的关键策略。

第六节 结 语

T2DM发病现状无疑对全球公共卫生系统构成了巨大挑战，尤其在我国，糖尿病患者的快速增长已成为不可忽视的健康问题。面对这一严峻形势，我们必须采取更加积极有效的防治措施，确保能够从多方面、多层次、多角度全面应对糖尿病带来的健康威胁。

首先，加强早期筛查和健康教育，提高公众对糖尿病的认识，是预防糖尿病的关键。通过普及糖尿病知识，我们可以帮助人们树立正确的健康观念，提前采取预防措施，降低发病风险。其次，生活方式的干预应成为糖尿病防治的基础。通过推广健康饮食、适度运动、良好睡眠等生活习惯，我们可以从根本上改善糖尿病患者的健康状况，延缓病程进展，减少并发症的发生。再者，药物治疗和血糖监测的规范化对于糖尿病管理至关重要。医疗专业人员应依据患者的具体情况，制定个性化的治疗方案，并指导患者进行自我血糖监测，确保血糖控制在一个安全范围内。此外，多学科合作与综合防控策略的实施，能够整合医疗资源，形成糖尿病防治的合力。通过临床医学、预防医学、心理学、营养学等学科的紧密协作，为糖尿病患者提供全方位的健康管理服务。同时，创新研究与技术突破是提升糖尿病防治水平的重要途径。随着精准医疗、生物治疗、人工智能等技术的发展，我们有理由相信，未来将有更多高效、安全的诊疗手段用于糖尿病的防治中。最终，我们期待构建一个全社会共同参与的糖尿病防治网络，通过政

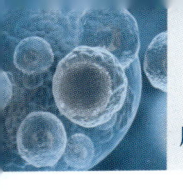

策支持、医疗改革、公众教育等手段,形成全民关注、共同抵御糖尿病的健康防线。只有这样,才能显著降低糖尿病的发病率,减轻患者及其家庭的经济和心理负担,提高全民健康水平,为构建健康中国贡献力量。

第二章

糖尿病及其并发症对健康的影响

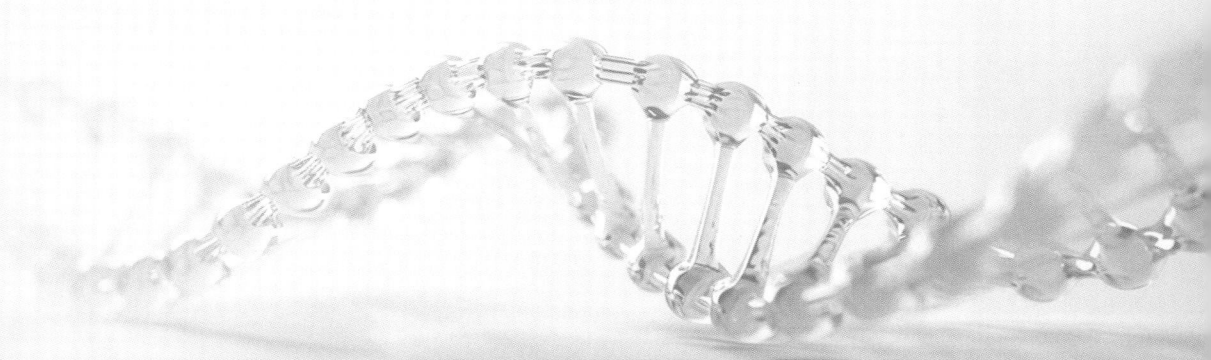

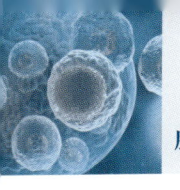

糖尿病（Diabetes Mellitus, DM）是由于胰岛素分泌或利用障碍而引起的以血糖升高为主要特点的代谢性疾病。依据典型的"三多一少"（多饮、多食、多尿、消瘦）症状，以及随机静脉血糖≥11.1 mmol/L、空腹静脉血糖≥7.0 mmol/L 或口服葡萄糖耐量试验测 2 小时血糖≥11.1 mmol/L 确诊。

糖尿病是对人体危害严重的难治性疾病，然而早期阶段，患者除了血糖高以外，可以没有任何症状，因此有些患者满不在乎，放松治疗。其实这样做是非常危险的，持续的高血糖可以在不知不觉中侵蚀患者全身的大、小血管及神经，引起体内各个组织器官的病变，导致各种严重的急、慢性并发症。长期血糖升高可使人体出现微血管病变、动脉粥样硬化性心脏病、糖尿病肾病、糖尿病足等并发症，带给患者身体上的痛苦，并需承担巨额医疗费用。

随着国人生活水平的不断提高，糖尿病已成为我国的主要健康问题之一。目前全球约有 4.51 亿糖尿病患者，预计到 2045 年这一数字将达到 6.29 亿。全世界每年至少 500 万人死于糖尿病，用于糖尿病患者的医疗经费至少 8500 亿美金，约合人民币 6 万亿元，糖尿病及其并发症已成为全球医疗科研人员的重大课题。

根据起病的急缓和发病的机制不同，糖尿病并发症可分为急性和慢性两大类。

糖尿病患者在应激状态下（如急性感染、急性心脑卒中、精神刺激、外伤、手术、暴饮暴食等），容易出现急性并发症，其中最常见的是糖尿病酮症酸中毒和非酮症高渗性昏迷。急性并发症往往来势汹汹，如果不能及时救治，死亡率很高，不少患者在诊断本病前往往还不知道自己得了糖尿病。

随着医疗水平的提高，尤其是胰岛素的广泛应用，糖尿病急性并发症的发病率及病死率显著下降，相比之下，慢性并发症逐渐增多，已成为严重影响患者生活质量,以及糖尿病患者致残、致死的主要因素。

目前的降糖药物无法治愈糖尿病,确诊后需要终身服药,希望通过药物治疗维持患者空腹血糖水平,降低并发症的发生,以免影响患者的生活质量及寿命。但影响血糖变化的因素太多,如遗传因素、饮食结构不合理、工作压力大、突发精神刺激等,许多因素是难以控制的,如果血糖控制不佳,长期存在高血糖状态,极有可能出现糖尿病视网膜病变、糖尿病肾病、糖尿病神经病变及糖尿病足等慢性并发症,这也是本章阐述的主要内容。

第一节　心脑血管病变

糖尿病患者发生心脑血管疾病的风险比非糖尿病患者高 3~4 倍。这与糖尿病患者长期的高血糖、胰岛素抵抗、脂代谢异常和高血压等密切相关。在这些因素共同作用下,糖尿病患者会出现动脉粥样硬化和血管弹性下降、血液流变学异常、血液黏度增高、血小板黏附和聚集增加、红细胞变形能力和纤溶活性下降,最终导致心脑血管疾病的发生。

糖尿病常引起冠状动脉硬化狭窄和堵塞,导致冠心病(心绞痛、心肌梗死)、糖尿病性心肌病的发生,甚至发生猝死。糖尿病引起的心脏病尽管病情较重,但症状往往不典型,无痛性心肌梗死较为多见。糖尿病性心肌病最常见的症状是心脏扩大及心律失常,后期则出现心力衰竭。

有研究表明,部分糖尿病患者出现的心力衰竭是由糖尿病心肌病所致。糖尿病心肌病的发病机制多是心肌能量代谢异常,它的始动因素是高血糖,另有脂代谢异常、细胞内的钙调节异常及膜电位异常等因素。

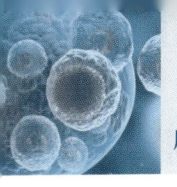

第二节　肾脏损害

糖尿病早期出现肾脏损害的标志是微量白蛋白尿（MAU），早期动脉粥样硬化的非侵入性定量指标目前多采用颈动脉内膜中层厚度（c-IMT），其指标被公认为可预测心脑血管疾病的发生与发展，二者的相关性研究，有助于了解研究糖尿病早期肾病。在老年糖尿病患者中，微量白蛋白尿（MAU）和低密度脂蛋白胆固醇（LDL）同时升高标志着其动脉粥样硬化风险增加。对老年糖尿病患者应常规检查微量蛋白尿，对阳性患者应尽早进行降尿蛋白和抗动脉硬化治疗，这些对早期诊断、治疗、判断预后具有重要的临床意义。

糖尿病导致肾脏微血管病变，在早期阶段，患者症状常不明显，尿微量白蛋白排泄率增加是其唯一表现，病情容易被忽略。随后逐渐发展成严重的蛋白尿、肾小球滤过率降低、体内代谢废物不能排出、血肌酐及尿素氮开始升高并出现临床症状，病情进一步发展可出现尿毒症。

相关资料显示，糖尿病肾病患者数约占全部终末期肾病患者数的50%；发生尿毒症的风险是非糖尿病患者的17倍。

第三节　勃起功能障碍

勃起功能障碍（ED）作为男性常见的生殖系统功能障碍性疾病之一，对患者及其伴侣的生活质量有很大影响。著名的马萨诸塞州男性老龄化流行病学调查显示，40~70岁男性人群中有52%伴有不同程度ED。糖尿病患者组织器官长期处于高浓度的自由基和高血糖环境中，这种环境可产生大量的糖基化终末代谢产物，会导致神经病变及血管内皮功能障碍。

糖尿病性 ED 的发生机制

1. 神经系统病变

糖尿病患者神经系统改变十分常见，可累及中枢神经系统和周围神经系统。与生殖器官有关的神经组织受损亦常见，阴茎皮下神经受损可导致神经传导缺陷，进而使来自阴茎的刺激传入感觉冲动受阻，中断勃起反射。

2. 血管性病变

糖尿病的血管损害包括大血管改变和小血管改变，支配阴部大血管粥样硬化可影响阴茎的血供。此外，更多的糖尿病患者还存在阴茎小血管病变，严重者可发生闭塞性改变。

3. 内分泌病变

有相当多糖尿病患者可伴有垂体—性腺轴功能紊乱，其中原发因素多为睾丸间质细胞功能障碍。临床试验和动物实验研究表明，血清中高催乳素血症的糖尿病患者可发生男子乳房发育症及性欲低下乃至完全消失，此可能系睾酮水平受高催乳素血症抑制之故。

因此，ED 在糖尿病男性中的发病率不仅高于非糖尿病男性 3 倍以上，而且治疗难度更大。

除此之外，在糖尿病女性患者中，长期的血糖控制不达标可能引起多种并发症，严重影响女性生活质量，主要表现为性欲障碍（包括功能减退的性厌恶）、性唤起障碍、性高潮障碍和性交痛（包括性交困难和阴道痉挛）等。

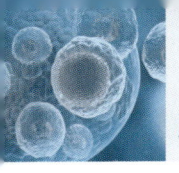

第四节　视网膜病变及白内障

视网膜病变最为多见，早期可无任何症状，随着病情进展，导致眼底反复出血、视力明显减退，严重时可导致失明。糖尿病患者失明的风险为非糖尿病患者的 25 倍。

我国有资料显示，病程在 10 年的糖尿病患者有 50% 发生视网膜病变，15 年以上者有 80% 发生视网膜病变，而 2% 的患者将完全失明。

糖尿病视网膜病变的危险因素众多，涉及血糖控制水平、病程和年龄、高血压和高血脂、遗传因素以及不良生活习惯等多个方面。因此，在预防和治疗糖尿病视网膜病变时，应综合考虑这些危险因素，采取综合性措施，包括治疗高血压和高血脂等合并症，以及定期进行眼科检查等。同时，对于具有家族史的高危人群，应加强筛查和预防工作，以减少糖尿病视网膜病变的发生和发展。

第五节　神经损害

主要是高血糖引起神经及周围血管病变所致，感觉神经受损，患者可出现四肢麻木、疼痛、感觉异常或感觉丧失；自主神经受损，患者可出现静息心率增快、直立性低血压、出汗异常、膀胱尿潴留、便秘、腹泻等征象。

研究发现，糖尿病与血清维生素 D_3 水平降低有密切关系，维生素 D 除参与钙、磷代谢外，还参与细胞的分化及增殖，并作用于免疫、血液和内分泌系统。相关研究表明二羟维 D_3 可能通过影响胰岛素的分泌、增加外周胰岛素的抵抗，使机体处于高糖应激状态，易致神经细胞脱髓鞘反应而加速周围神经病变的发生。

此外，维生素 D 缺乏时，机体处于应激状态，氧化应激损伤血管壁，最终导致神经缺血，也可造成周围神经损伤。

第六节　糖尿病足

由于长期高血糖造成下肢血管病变及神经损害，并且患者抵抗力差，容易合并皮肤黏膜感染，导致下肢溃疡及坏疽，病情严重者需要截肢。研究表明，感染是糖尿病足坏疽的重要诱发因素，与正常足部相比，糖尿病足筋疽患足的肌腱纤维组织结构紊乱、排列疏松，存在水肿、断裂现象，腱细胞发生变性、坏死或凋亡，数量很少，并出现炎性细胞如中性粒细胞、单核细胞等的大量聚集现象，可围绕肌腱形成窦道和穿通性溃疡等。

受长期高血糖状态的影响，许多肌腱组织的结构、功能蛋白（胶原蛋白、晶体蛋白等）和核酸发生酶促糖基化，使得吞噬细胞大量聚集，进而释放 α-肿瘤坏死因子、白介素-1 和胶原酶等物质，导致肌腱变性、坏死。

据统计，因糖尿病足坏疽而截肢者为非糖尿病患者的 20 倍。据美国相关资料统计，成年截肢患者中 40% 为糖尿病足坏疽所致，危害性极大。

第七节　对孕妇、产妇及胎儿的损害

妊娠糖尿病孕妇因血糖异常影响，母体毛细血管发生病理学改变，导致正常流进胎盘子宫的血流量减少。胎儿获取母体的营养途径主要由

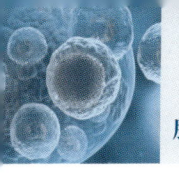

胎盘再到脐带，最终流到胎儿身上，若胎盘血液流量减少，不仅使得胎儿缺少营养补给，更甚者还可能导致胎儿缺氧致死，或中枢神经系统发育异常。

另外，当胎儿娩出高血糖母体后，由于长期在母体高血糖的影响下，其胰岛素分泌失调，易使得高胰岛素血症依旧存在，导致新生儿神经系统紊乱，不利于患儿正常发育。

所以，血糖控制不好，糖尿病孕妇易出现流产、胎儿发育畸形、死胎等妊娠并发症，母亲及胎儿死亡率均较高。

综上所述，糖尿病的危害不仅仅局限于高血糖，它会对全身多个系统和器官造成长期的负面影响，如神经系统、心血管系统、肾脏、眼底等组织和器官，均会受到不同程度的损伤。因此，我们需要重视糖尿病的管理和治疗，积极采取措施控制血糖，定期体检并遵循医生的建议。其实，高血糖本身并不可怕，可怕的是糖尿病的并发症，糖尿病的所有危害，几乎都来自它的各种并发症。它不仅对人类健康危害极大，而且要耗费大量的医药花费，严重影响患者的生活质量和寿命。

第三章
目前糖尿病治疗的方法及效果

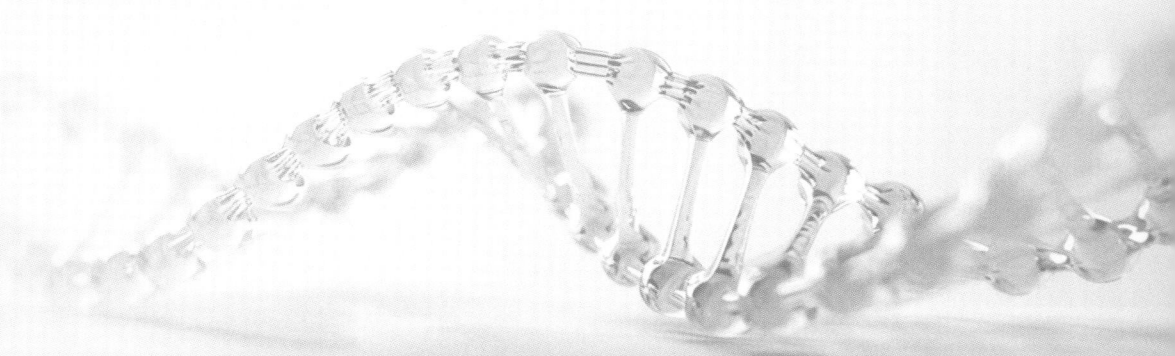

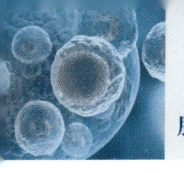

每年的 11 月 14 日，是联合国糖尿病日，标志着国际社会对糖尿病的治疗和管理给予了高度重视。国际对于糖尿病的治疗及管理措施也有着一系列共识和推荐，包括预防教育、饮食控制与运动、药物治疗进展、血糖监测与管理、胰岛素使用技巧、并发症预防处理以及心理支持与社会关注等。

目前，糖尿病的治疗主要依赖于药物、胰岛素注射以及饮食控制等多种手段。首先，口服药物在糖尿病治疗中发挥了重要作用，通过调节患者的血糖水平，减少高血糖对身体的损害。其次，胰岛素注射也是治疗糖尿病的有效手段之一，通过补充患者体内缺乏的胰岛素，帮助身体更好地利用血糖，从而控制病情。最后，饮食控制也是糖尿病治疗的关键一环，合理的饮食搭配可以有效控制血糖水平，减轻病情。

近年来，随着医学科技的进步，新的治疗药物和方法不断涌现，为糖尿病患者带来了福音。在国际范围内，各国医疗机构也在不断探索新的治疗方法，如基因治疗、干细胞治疗等前沿技术，为糖尿病患者提供了新的治疗选择。干细胞为治愈糖尿病带来新希望，这些新技术不仅从根本上解决糖尿病的成因，还能显著提高患者的生活质量，有望达到完全缓解或治愈的目的。

在国内，长期以来，我们采用多种措施来应对糖尿病，以期望达到控制病情、减缓进展、减少并发症的目标。

中华医学会糖尿病学分会（CDS）提出 2 型糖尿病患者的血糖控制目标：空腹血糖 4.4～7.0 mmol/L，非空腹血糖 <10.0 mmol/L，糖化血红蛋白浓度 <7.0%，但 CDS 同时提出医生需根据患者的年龄、并发症的不同情况给出个体化的控制目标。

众所周知，糖尿病患者需要长期服用降糖药，严重的患者还需要注射胰岛素，通过药物来降低血糖，使血糖控制在一定的正常范围内。市面上的口服降糖药有很多种，主要包括磺酰脲类、双胍类、格列奈类、α-糖苷酶抑制剂、噻唑烷二酮类（胰岛素增敏剂）以及二肽基肽酶-4抑制剂（DPP-4抑制剂）等。这些药物的作用机制和适应证各不相同，本章将简要论述这些治疗方法及临床效果。

第一节　口服药物

1. 二甲双胍

二甲双胍是目前临床应用最广泛、疗效证据最充分、卫生经济学效益最高的单药。适用范围广泛，无论患者体重超重与否均可应用。

临床优势：它通过减少葡萄糖被释放到血液中，减轻体内细胞对胰岛素的抵抗性，提高身体利用葡萄糖的能力，以及促进细胞摄取利用葡萄糖而降低血糖。不仅应用于 2 型糖尿病，对于 1 型糖尿病，联用后，能够降低 10% 的胰岛素用量，从而降低使用胰岛素所带来的体重增加风险（但不主张用于 10 岁以下的患儿）。

副作用：主要为胃肠道反应、低血糖、乳酸性酸中毒及维生素 B_{12} 的吸收障碍。

2. 噻唑烷二酮类

此类降糖药以罗格列酮、吡格列酮为代表，由于价格便宜亲民，也是比较受欢迎的。它们可以增加机体对胰岛素的利用，又被称为"胰岛素增敏剂"。

临床优势：用于 2 型糖尿病的预防、减慢胰岛 β 细胞功能的衰退、帮助晚期糖尿病患者解决胰岛素抵抗、减少糖尿病并发症。

副作用：噻唑烷二酮现在因为副作用较大，其应用受到了严格的限制。最常见的副作用为浮肿，可能引起心脏疾病患者的心功能、肝功能异常等。

3. α-糖苷酶抑制剂

此类药物通过抑制淀粉类食物所产生的糖类在小肠前部分的吸收，降低因进餐而导致的餐后血糖的升高，并间接改善空腹血糖，比较适合以米、面等碳水化合物为主食的糖尿病患者。

临床优势：可以用于2型糖尿病，也可以用于1型糖尿病，用以帮助控制餐后血糖。这类药包括阿卡波糖、伏格列波糖和米格列醇等。

副作用：α-糖苷酶抑制剂延缓食物吸收，导致糖类在小肠内分解及吸收时间变长，在肠道停留时间也延长，导致肠道细菌酵解产气增多，引起排气次数增多，同时引起腹胀、腹痛、腹泻等。

4. 促胰岛素分泌剂

此类药物主要应用在胰岛素分泌细胞上，这些药物能够与受体结合，进而促进胰岛素的分泌。胰岛素分泌总量的增加，可减轻剩余胰岛细胞分泌胰岛素的负担，减少胰岛细胞分泌失效的风险。目前市面上常用的促胰岛素分泌剂包括磺脲类药物和格列奈类药物。

临床优势：这些促胰岛素分泌剂的作用机制主要是通过促进胰岛β细胞释放胰岛素，起到明显的降血糖作用。然而，这种作用与药物剂量有关，同时也受到胰岛素β细胞功能的影响。因此，在使用这些药物时，需要根据患者的具体情况进行剂量调整，以达到最佳的治疗效果。

注意事项：促胰岛素分泌剂并非适用于所有糖尿病患者。对于胰岛素分泌量缺陷的患者，应用促分泌剂可能有一定的效果，在选择药物时，需要根据患者的具体病情和医生的建议进行决策。

此外，促胰岛素分泌剂虽然在一定程度上能够降低血糖，但不能完全替代胰岛素治疗。对于病情较重的糖尿病患者，仍需要采用胰岛素治疗来控制血糖水平。同时，在使用促胰岛素分泌剂时，也需要注意药物的副作用和不良反应，如低血糖、过敏反应等。因此，患者在使用这些药物时，需要定期进行血糖监测并调整药物剂量，以确保治疗效果和安全性。

5. DPP-4 抑制剂

此类药物包括利格列汀、西格列汀、沙格列汀、阿格列汀和维格列汀等。通过影响胃肠道对血糖代谢的调节而起到降低血糖的作用，这是从"肠"计议的一种降糖新药。

临床优势：DPP-4 抑制剂服用方便，可于餐前、餐时或餐后服用，没有特别的限制，可保护胰岛 β 细胞、抑制体内某些升血糖激素的分泌、抑制食欲、有保护心血管、肾脏的作用，副作用小、单独应用时，基本不会引发低血糖，副作用较小。

副作用：鼻咽炎、头痛、恶心、呕吐、便秘、上呼吸道感染、过敏、肝功能受损等。

6. SGLT-2 抑制剂

钠-葡萄糖耦联转运体-2（SGLT-2）抑制剂是一类新型口服降糖药物，目前市场上常见的有达格列净、恩格列净、卡格列净等。

临床优势：此类制剂主要通过抑制肾脏近端小管上皮细胞膜上的 SGLT-2 蛋白，减少肾小管对葡萄糖的重吸收，从而增加尿糖排泄，达到降低血糖的目的。此外，SGLT-2 抑制剂还具有减轻体重、降低血压、改善血脂等多重获益，对心血管疾病和慢性肾脏病等并发症的预防和治疗也具有一定的作用。

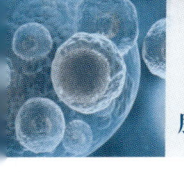

注意事项：

（1）泌尿生殖道感染：在使用过程中，如果发生感染，暂停SGLT-2抑制剂，抗感染治疗。

（2）糖尿病酮症酸中毒（DKA）：SGLT-2抑制剂服用期间出现酮症的特点与众不同，血糖通常不超13.9 mmol/L，被称之为"血糖不高的DKA"，所以容易漏诊。为防止漏诊糖尿病酮症酸中毒，服用SGLT-2抑制剂患者如果出现相关症状，如腹痛、恶心、呕吐、乏力、呼吸困难等，需要第一时间考虑检测血酮体。在使用过程中，应密切关注患者的病情变化，如出现不良反应，应及时调整治疗方案。

第二节　注射药物——胰岛素

胰岛素治疗主要通过补充外源性胰岛素，来弥补患者体内胰岛素分泌不足或作用减弱的情况。胰岛素能促进葡萄糖进入细胞进行代谢，从而降低血糖水平。对于口服药物治疗无效或病情较重的糖尿病患者，胰岛素治疗是一种有效的治疗方法。

胰岛素的使用方式主要包括皮下注射和胰岛素泵。皮下注射是最常用的方式，患者可以根据医生的建议，在餐前或睡前进行注射。胰岛素泵则是一种更为先进的给药方式，可以模拟人体胰岛素分泌的生理模式，实现更精细的血糖控制。

胰岛素的优势： 胰岛素降糖作用强大、起效迅速，尤其适用于急性并发症的治疗以及血糖控制不佳的患者。胰岛素还可以有效减轻患者的胰岛功能负担，延缓糖尿病的进展。此外，胰岛素治疗还可以改善患者的胰岛素抵抗，提高其他降糖药物的疗效，但长期使用也可能产生一系列副作用。

副作用：

（1）低血糖是胰岛素治疗最常见的副作用之一。患者可能出现心慌、手抖、出汗等症状，严重时可导致昏迷甚至危及生命。因此，在使用胰岛素的过程中，患者应密切监测血糖水平，避免低血糖的发生。

（2）体重增加与肥胖，胰岛素治疗可能导致体重增加，进而增加患者患心血管疾病和糖尿病相关并发症的风险。为了控制体重，患者需要在饮食和运动方面进行调整，同时与医生协商，调整胰岛素治疗方案。

（3）皮肤过敏反应，部分患者在注射胰岛素后可能出现皮肤过敏反应，如局部红肿、瘙痒等。这种情况下，患者应更换胰岛素类型或采取其他抗过敏措施。

第三节　手术治疗

糖尿病患者的手术治疗其实是一种减肥手术，通过减少进食量进行减重，从而达到控制血糖的目的。不过手术有严格的适应证，不是所有患者都能采用，存在潜在的风险和后果，一般不常采用。

第四节　中医药治疗

中医对糖尿病的认识最早，见于公元前5世纪至公元前4世纪的《黄帝内经》，称之为消，有"消渴""肺消""鬲消""消中"等病名，并对糖尿病的病因、病机、治法以及饮食宜忌等均有详细论述。

《黄帝内经》中提到了"消渴，治之以兰"的治疗原则，强调了使用佩兰等芳香化湿的药物来治疗消渴病，这反映了古代中医通过祛浊清热的方法来治疗消渴病的思路。此外，《黄帝内经》还描述了脾瘅与消渴的关系，指出脾瘅可以转化为消渴，为后世医家提供了辨证论治的依据。

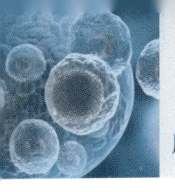

《金匮要略》则从多个角度论述了消渴病的病因、病机，包括脏腑功能失调、阴阳失衡等，提出了相应的治疗方剂，如肾气丸、五苓散等，这些方剂至今仍在临床治疗中发挥重要作用。

后世医家在《黄帝内经》和《金匮要略》的基础上，根据临床应用的发展，逐渐确定了消渴病的证候框架，总结了其病因涉及过食肥甘厚腻、素体肥胖等，提出了如白虎加人参汤、人参石膏汤等方药，这些方药在如今的临床治疗中仍然发挥着重要作用。糖尿病的古代治疗通常采用中药调理、穴位针灸、足部按摩和饮食疗法等传统方法来缓解症状。

同时，无论采取何种治疗方法，都应保持适度运动，如散步、太极拳等，以增强体质，辅助降低血糖。

中医药在糖尿病的治疗中，主要优势有以下几方面：

首先，中医药强调调理整体，重视辨证施治。针对不同的个体情况，中医药采取个体化的治疗策略，不仅仅对血糖进行调控，更注重平衡整个身体的功能状态，提高机体自愈能力。

第二，中医药在糖尿病的治疗中广泛应用中草药。与西药相比，中草药具有天然、温和、多组成分、多靶点的特点，可以综合调节机体各种生理功能，还可以辅助降低西药用量，减少西药的药物不良反应。

第三，中草药的副作用相对较小，适应证广泛，具有良好的耐受性和安全性。中医药治疗糖尿病的方法有多种，例如，针灸疗法是中医药中的一种重要治疗手段，通过刺激具有调节作用的穴位，调整神经内分泌系统，改善胰岛功能和血液循环，达到控制血糖的目的。

注意事项：

（1）对于糖尿病已经发生严重并发症或伴有其他重要疾病的人群，以及需长期接受胰岛素治疗的糖尿病患者，应该慎用中医药。

（2）中医药的应用需要依靠有经验的医生进行个体化辨证论治、临床指导和监控，不可盲目使用，以避免出现药物不良反应或延误病情。

中医药在临床应用过程中，仍需加强科学研究和标准化管理，以便为糖尿病患者提供更安全、有效的治疗选择。

综上所述，在药物治疗方面，患者需长期甚至终身接受药物治疗，每天甚至每顿饭都要服药或注射，不但烦琐、操作麻烦，还容易忘记，可导致病情不稳定，或增加并发症发生的风险。此外，药物的耐药和副作用也是令患者和医生头疼的问题，要经常检测肝肾功能和血糖，调整药物类型及剂量；在饮食控制方面，需要禁食或限量食用部分食物；再者，在生活、运动、饮食期间，都需要打针吃药，所承担的精神负担和身体上的痛苦，都是健康人无法想象的。总之，糖尿病胰腺功能恢复是一个复杂而艰巨的任务，尽管采取了上述措施，往往难以完全恢复。

除了上述治疗带来的副作用外，糖尿病血糖控制不稳定也可能引发一些严重的并发症，如心血管疾病、视网膜病变、神经系统病变等。这些并发症不仅会加重患者的病情，还可能危及患者的生命。糖尿病患者在治疗过程中需定期接受身体检查，及时发现并治疗并发症。

糖尿病治疗的最终目标是改善患者的生活质量。希望通过有效控制血糖水平，减缓或预防糖尿病并发症的发生，降低患者痛苦。随着科学技术的不断进步与发展，患者渴望有安全性更高、长期效果更稳定的治疗方法，从根本上解决糖尿病及其并发症的治疗难点，并期望达到治愈的目的。

第四章

间充质干细胞治疗糖尿病现状

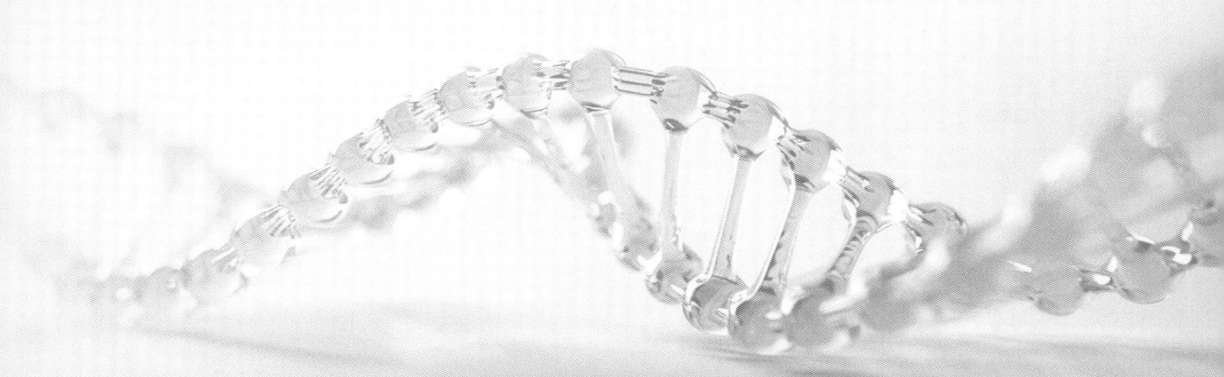

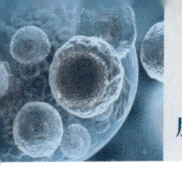

糖尿病作为全球性的慢性疾病，严重影响着患者的生命质量。近年来，间充质干细胞（MSC）因其独特的生物学特性，在糖尿病治疗领域展现出了巨大的潜力。从基础研究到临床应用，国内外科学家不断探索MSC治疗糖尿病的新机制、新方法。本章将系统梳理国际MSC治疗糖尿病的最新研究进展，包括基础研究的主要方向、临床研究的重点以及国内外典型案例的分析。通过深入剖析MSC在糖尿病治疗中的作用机制、疗效评价、安全性监测等方面，我们旨在为读者呈现一个全面、前沿的MSC治疗糖尿病研究概览，为未来的临床实践和科研探索提供有益的参考和启示。

第一节　国际间充质干细胞治疗糖尿病的研究进展

（一）基础研究主要方向

1. 干细胞生物学特性

MSC以其独特的自我更新能力、多向分化潜能及免疫调节特性而备受瞩目。研究聚焦于MSC的表面标志物，通过高精度分析技术，如流式细胞术，旨在准确识别和分离出具有高效治疗潜力的干细胞亚群。此外，MSC在不同生理与病理条件下的代谢变化也是研究重点。科学家们正利用代谢组学等手段，深入探究环境变化如何影响MSC的能量代谢、营养物质利用及其代谢产物，进而调控其治疗效果。这些研究不仅加深了对MSC生物学特性的理解，更为干细胞治疗方案的个性化定制与优化提供了科学依据，推动了再生医学的快速发展。

2. MSC 来源和制备方法

国际上,MSC 的来源主要包括骨髓、脂肪组织、脐带血、脐带华通胶等。科学家们不断探索和优化 MSC 的分离、培养和扩增方法,以提高 MSC 的纯度和数量。目前最先进的 MSC 制备方法是采用生物反应器等设备进行大规模培养,可以为临床应用提供足够数量的 MSC。

3. 分化机制

研究证实,MSC 具有多向分化潜能,可以在一定条件下诱导分化为胰岛样胰岛素分泌细胞。国际研究者通过基因工程、药物诱导等方法,提高了 MSC 的分化效率。并研究 MSC 向胰岛 β 细胞分化的分子机制,包括转录因子、信号通路和表观遗传学调控。通过细胞共培养、基因转染等技术,进一步优化了 MSC 诱导分化的过程,使其具有更好的胰岛细胞功能,并探索如何提高 MSC 的分化效率和胰岛 β 细胞的功能成熟度。

4. 免疫调节作用

MSC 在调节免疫系统、保护胰岛 β 细胞免受自身免疫攻击方面的机制,是当前糖尿病治疗研究的前沿领域。MSC 通过分泌一系列细胞因子和趋化因子,如 IL-10、TGF-β 等,发挥强大的免疫调节功能。这些因子能够直接作用于 T 细胞、巨噬细胞等免疫细胞,抑制其过度活化,减少炎症因子的释放,从而有效减轻自身免疫反应对胰岛 β 细胞的损害。深入研究 MSC 的免疫调节机制,不仅为理解自身免疫性疾病的发生发展提供了新视角,也为开发基于干细胞的糖尿病治疗新策略奠定了坚实基础。

5. 旁分泌作用

旁分泌作用是 MSC 发挥治疗效果的重要方式之一。MSC 能够分泌

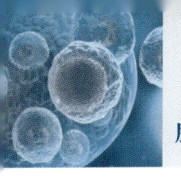

外泌体、微小囊泡等介质，这些介质富含多种生物活性分子，如蛋白质、核酸和脂质等，能够调节靶细胞的存活、增殖和分化。在糖尿病状态下，MSC 的旁分泌作用尤为重要，其分泌的外泌体等介质能够携带修复信号，靶向受损组织，促进胰岛 β 细胞的再生与功能恢复，同时抑制炎症反应，保护周围细胞免受进一步损害。深入研究 MSC 的旁分泌机制，对于开发针对糖尿病等慢性疾病的新型治疗策略具有重要意义。

6. 分子影像学

分子影像学技术能够跟踪标记的 MSC 在体内的分布、迁移和分化过程，从而深入理解其在糖尿病治疗中的作用机制。通过这一技术，研究人员能够观察 MSC 如何迁移到受损的胰腺组织周围，并分化为胰岛细胞，替代被破坏的胰岛细胞分泌胰岛素。同时，分子影像学技术还能帮助研究人员研究如何提高 MSC 的靶向输送效率和体内存活率，以进一步提升糖尿病治疗的效果。

7. 基因工程

通过基因工程手段，可以对 MSC 进行改造，使其过表达特定的生长因子或细胞因子，从而显著增强其治疗效果。特别是基因编辑技术，如 CRISPR-Cas9，正在 MSC 研究中展现出巨大的应用潜力。这项技术允许我们精确调控 MSC 的基因表达和功能，进一步优化其治疗特性。通过基因工程手段与基因编辑技术的结合，研究人员有望创造出更加高效、精准的 MSC 治疗方法，为众多糖尿病患者带来福音。

8. MSC 治疗糖尿病动物模型的疗效和安全性评估

国际上的大量研究聚焦于利用 MSC 治疗糖尿病的动物模型，这些模型涵盖了小鼠、大鼠乃至猪等多种生物。研究结果显示，MSC 治疗在降低血糖水平、改善胰岛素敏感性以及促进胰岛细胞再生方面展现出了显著疗效。这些发现为 MSC 在糖尿病治疗领域的应用奠定了坚实基础。同时，研究者们对 MSC 治疗的安全性进行了全面而深入的评估。结果表明，MSC 具有良好的生物相容性，能够在宿主体内稳定存活并发挥作用，且引发的副作用相对较少。这一安全性评估为 MSC 治疗的临床应用提供了有力保障，使得其在未来糖尿病治疗领域具有更加广阔的应用前景。

9. 药物筛选和生物标志物

为了进一步提升 MSC 的治疗效果，研究人员正致力于开发体外药物筛选模型。这一模型能够高效地筛选出那些能够显著增强 MSC 治疗效果的小分子化合物或生物制剂，为 MSC 治疗的优化提供有力支持。同时，科研人员也在深入研究生物标志物，这些标志物将有望用于预测不同个体对 MSC 治疗的反应差异以及治疗效果，从而实现更加个性化的治疗方案，确保每位患者都能获得最佳的治疗效果。

通过这些基础研究的丰富和深入，可以为临床应用提供坚实的科学基础，促进间充质干细胞治疗糖尿病的研究向临床转化，最终为糖尿病患者带来更有效的治疗手段。

（二）临床研究主要方向

1. 临床试验设计

临床试验设计是验证 MSC 治疗糖尿病效果的关键环节，其严谨性与科学性直接关系到研究结果的可靠性。国际上，此类研究普遍采用随机对照试验（RCT）与开放标签试验两种设计，以确保数据的客观性和全面性。RCT 通过随机分配患者至治疗组与对照组，严格控制外部变

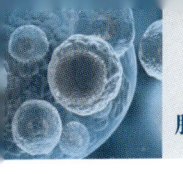

量干扰，精确评估 MSC 治疗的安全性与有效性。同时，开放标签试验侧重于观察实际治疗条件下的患者反应，为 RCT 提供补充信息。研究者们还细致探讨了不同给药途径对疗效的影响，比如静脉注射、腹腔注射及直接胰岛注射等，以期找到最优治疗方案。此外，比较不同来源（如脐带、骨髓、脂肪、脐带血）MSC 的治疗差异，也是当前研究的热点之一，旨在筛选出最具潜力的细胞来源，为糖尿病治疗开辟新路径。

2. 疗效评价指标

在评估 MSC 治疗糖尿病的临床试验中，疗效评价指标是衡量治疗成功与否的关键。核心指标包括血糖控制的显著改善，特别是糖化血红蛋白 A1c（HbA1c）水平的降低，这直接反映了长期血糖管理的效果。同时，胰岛素依赖性的减少和胰岛 β 细胞功能的恢复，是评价治疗促进胰岛再生与功能修复的重要依据。胰岛素抵抗的降低则进一步证明了治疗在改善机体对胰岛素敏感性方面的积极作用。此外，研究还密切关注患者生活质量的提升、糖尿病并发症发生率的下降以及心血管危险因素的有效控制，以确保治疗带来的全面健康益处。

3. 长期疗效和安全性监测

长期疗效和安全性监测是确保 MSC 治疗糖尿病可持续性和安全性的重要环节。通过长期随访研究，研究人员不仅持续关注患者的血糖控制情况，还深入监测胰岛功能、胰岛素分泌量及胰岛素敏感性的长期变化趋势，以全面评估治疗的持久效果。在安全性方面，严格监控感染、肿瘤发生及免疫反应等潜在风险，同时密切关注 MSC 治疗对肝脏、肾脏等重要脏器的长期影响，确保患者在获得治疗效果的同时，也能保持身体健康。

4. 机制研究

机制研究是深入理解 MSC 治疗糖尿病原理的关键。临床研究正积极揭示 MSC 如何通过分泌外泌体调节胰岛细胞功能，这一机制对于促进胰岛修复至关重要。同时，MSC 的免疫调节作用也在研究中得到重视，它有助于减轻糖尿病相关的炎症反应。此外，MSC 促进血管生成的能力也被认为是改善胰岛微循环、增强胰岛素分泌的重要途径。研究者们运用先进的分子生物学技术和生物标志物检测手段，深入探索 MSC 治疗糖尿病的具体作用途径及其影响因素，为优化治疗方案提供科学依据。

5. 个性化治疗

个性化治疗是提升 MSC 治疗糖尿病效果的重要方向。考虑到糖尿病患者之间存在显著的个体差异，临床研究正逐步转向根据患者特定情况定制治疗方案。通过综合评估患者的胰岛功能状态、年龄、体重以及并发症情况等多维度因素，研究者们致力于优化 MSC 的剂量和给药方式，以实现更加精准的治疗。这种个性化治疗策略有望进一步提高治疗的有效性，同时降低不必要的副作用，为患者带来更加舒心、高效的治疗体验。

6. 联合治疗

联合治疗为 MSC 治疗糖尿病开辟了新视角。在临床试验中，研究者们积极探索将 MSC 治疗与传统治疗方法相结合的综合疗法。通过将 MSC 治疗与胰岛素注射、口服降糖药物以及生活方式干预等手段联合应用，发挥各治疗方法的协同作用，全面提升糖尿病患者的治疗效果。这种联合治疗策略不仅有望进一步增强血糖控制，还能在改善胰岛功能、降低并发症风险等方面展现出更加显著的综合疗效，为糖尿病患者提供更加全面、有效的治疗选择。

7. 伦理和监管问题

MSC 治疗糖尿病的临床研究，不可避免地触及伦理与监管的敏感领域。确保患者的知情同意是研究的基石，必须充分告知患者治疗的风险、益处及可能涉及的实验流程。同时，建立严格的治疗标准操作流程，对于保障患者安全至关重要。数据的安全与隐私保护同样不容忽视，必须采取严密措施防止信息泄露。鉴于国际干细胞治疗的监管政策存在差异，临床试验的开展必须严格遵守当地法律法规，确保研究的合法性与合规性，为患者权益保驾护航。

第二节　国内间充质干细胞治疗糖尿病的研究进展

1. 临床研究与试验

在国内，MSC 治疗糖尿病的临床研究与试验正如火如荼地进行中，多家知名医院和研究机构均积极参与其中。这些研究主要聚焦于 2 型糖尿病及其严重并发症，如糖尿病足、糖尿病肾病等难治性疾病。通过一系列精心设计的临床试验，研究者们已初步证实，MSC 治疗在改善患者血糖控制、提升胰岛细胞功能及降低并发症风险方面具有显著效果。在试验过程中，采用的 MSC 来源丰富多样，包括患者自体的骨髓、脐带以及脂肪组织等，给药方式也灵活多变，既有静脉输注的全身性治疗，也有针对特定部位的局部注射，力求为患者提供最适宜、最有效的治疗方案。

2. 干细胞类型与来源

在国内 MSC 治疗糖尿病的研究领域，研究者们对多种类型的干细胞进行了深入探索，其中，骨髓间充质干细胞（BM-MSC）、脐带间充质干细胞（UC-MSC）以及脂肪间充质干细胞（AD-MSC）因其独特的生物学特性和治疗潜力而备受瞩目。为了提高干细胞治疗的效率和效果，研究者们致力于优化干细胞的分离纯化技术，力求获得高纯度、高活性的干细胞群体。同时，干细胞培养条件的优化也是研究的重点之一，通过精细调控培养环境中的营养成分、生长因子等关键要素，可以有效促进干细胞的增殖和分化，从而提高干细胞的数量和质量，为 MSC 治疗糖尿病提供更加可靠、高效的细胞来源。

3. 机制研究

国内研究者在 MSC 治疗糖尿病的机制研究上取得了长足进步。他们发现，MSC 通过多种机制发挥治疗作用，包括免疫调节、促进胰岛细胞再生以及改善胰岛素抵抗等。研究揭示，MSC 能够分泌一系列细胞因子和生长因子，如胰岛素样生长因子 –1（IGF–1）和肝细胞生长因子（HGF），这些生物活性分子对于胰岛细胞的存活和胰岛素分泌具有至关重要的促进作用。这一发现不仅深化了研究人员对 MSC 治疗糖尿病作用机制的理解，也为优化治疗方案、提高治疗效果提供了有力的科学依据。

4. 临床前研究

在临床前研究阶段，国内研究者们借助糖尿病动物模型，对 MSC 治疗的安全性和有效性进行了全面而深入的评估。通过一系列精心设计的实验，研究者们发现，MSC 治疗能够显著改善糖尿病动物的血糖水平，有效恢复胰岛功能，并明显减轻糖尿病相关并发症的严重程度。这些令人鼓舞的研究结果，不仅为 MSC 治疗糖尿病的临床应用奠定了坚实的基础，也进一步增强了研究者们对这一治疗方法的信心和期待。未来，随着研究的不断深入，MSC 治疗有望在糖尿病治疗领域发挥更加重要的作用。

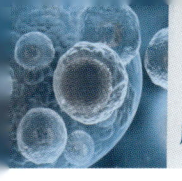

5. 政策与支持

国内政策对干细胞研究给予了大力支持，出台了一系列指导政策和法规，例如："十四五"国家规划明确指出重点发展干细胞治疗；2023年3月23日，中共中央办公厅、国务院办公厅印发《关于进一步完善医疗卫生服务体系的意见》，文件提出发展干细胞与再生医学等医学前沿技术；2024年国家发布的最新版《产业结构调整指导目录》鼓励大规模高效细胞培养和纯化，基因治疗和细胞治疗药物的发展。这些政策的发布为 MSC 治疗糖尿病的研究提供了良好的政策环境。国家和地方科研资金对干细胞研究项目给予了资助，促进了国内 MSC 治疗糖尿病研究的快速发展。

6. 跨学科合作

国内研究者积极展开跨学科合作，与材料科学、生物工程、基因工程等领域专家共同研究，以提高 MSC 治疗糖尿病的效果。通过交叉学科的合作，研究者开发了新型载体材料、基因修饰技术等，旨在提高 MSC 的靶向治疗能力和治疗效果。

7. 临床应用与规范化

在国内，MSC 治疗糖尿病的规范化进程正稳步推进。为确保这一创新疗法的安全性和有效性，相关部门正积极制定并完善临床应用指南和标准。这一举措旨在规范 MSC 治疗的操作流程，明确治疗适应证和禁忌证，从而为患者提供更加科学、合理的治疗方案。同时，在临床研究和应用过程中，对 MSC 制品的质量控制和监管也被置于重要位置，以确保每一份用于治疗的 MSC 都符合高标准、严要求。这些努力不仅保障了患者的合法权益，也为 MSC 治疗糖尿病的广泛应用奠定了坚实基础。

整体而言，国内在 MSC 治疗糖尿病的研究领域已经取得了令人瞩目的进展。众多研究机构和医院通过不懈努力，不仅在机制探索、临床前研究方面取得了重要突破，还在临床试验中初步验证了 MSC 治疗的安全性和有效性。然而，尽管前景广阔，我们仍需保持清醒的认识，即当前研究仍存在诸多挑战。临床应用中的安全性、有效性以及最佳给药途径等问题，仍需通过更多深入、细致的研究来加以解决。未来，随着科研技术的不断进步和研究工作的持续深化，我们有理由相信，MSC 治疗糖尿病将为国内广大糖尿病患者带来更加安全、有效、便捷的治疗选择，为他们重燃健康生活的希望，也在糖尿病治疗领域开辟出一片崭新的天地。

第三节　国内外干细胞治疗糖尿病的最新典型案例

1. 上海长征医院案例

研究背景：上海长征医院等在干细胞治疗糖尿病领域取得了重大突破。研究人员通过重编程患者的血液外周血单个核细胞（PBMC）为自体诱导多能干细胞（iPSC），并进一步诱导其成为内胚层干细胞（EnSC），最终在体外再造胰岛组织（E-islet），然后移植到患者体内。

案例详情：一名 59 岁的 2 型糖尿病患者，有 25 年糖尿病病史，并发展为终末期糖尿病肾病，接受了自体再生胰岛移植治疗。术后第 11 周即开始完全脱离外源胰岛素，其口服降糖药术后逐步减量，并在第 48 周和 56 周实现彻底撤药。目前该患者已彻底脱离胰岛素长达 33 个月，胰岛功能完全恢复，肾功能也在正常范围内，避免了并发症的进一步发展。

研究意义：这是全球首例通过干细胞衍生的自体再生胰岛移植，成功治愈了严重胰岛功能受损的糖尿病病例，标志着干细胞治疗糖尿病迈出了关键一步。

2. 中国人民解放军总医院案例

研究内容：进行了脐带间充质干细胞治疗 2 型糖尿病的 II 期临床研究。

案例结果：91 例 2 型糖尿病患者参与了这项研究，结果显示，与安慰剂组相比，脐带间充质干细胞（UC-MSC）治疗组有 20% 的患者在治疗后 48 周时实现了 HbA1c 有效控制，且 HbA1c 水平显著下降。此外，有 5 例患者在治疗后 10~13 个月的随访期内摆脱了胰岛素依赖。

3. 北京大学深圳医院案例

研究内容：探索人脐带间充质干细胞（UC-MSC）对 2 型糖尿病（T2DM）的治疗效果。

案例结果：研究共招募了 16 例 2 型糖尿病志愿者，经过 3 周的治疗，志愿者们的空腹血糖水平显著降低，HbA1c 水平在第 84 天显著降低，胰岛 β 细胞功能在第 28 天显著改善。所有患者的降糖药物剂量都有所减少，其中 6 例的剂量减少了超过 50%，1 例甚至停用了降糖药物。

4. Vertex Pharmaceuticals 案例

研究背景：美国 Vertex Pharmaceuticals 公司开发的干细胞疗法 VX-880 在 1 型糖尿病的治疗中取得了显著进展。

案例结果：在接受单次全剂量 VX-880 输注后的 90 天内，所有参与 I/II 期临床试验的 1 型糖尿病患者都显示出胰岛细胞移植成功，并且能够生成对葡萄糖有反应的胰岛素。在最后一次随访中，12 例患者中有 11 例减少或不再使用外源性胰岛素。

综上所述，本章详细阐述了间充质干细胞在糖尿病治疗领域的最新研究进展。从基础研究的多个方向到临床研究的各个环节，我们都看到了 MSC 治疗糖尿病的巨大潜力和广阔前景。国内外典型案例的成功，更是为这一治疗方法提供了有力的证据支持。然而，挑战与机遇并存，未来的研究仍需不断探索和优化 MSC 的治疗策略，确保其安全性、有效性和可行性。我们期待，随着科技的进步和研究的深入，MSC 治疗糖尿病能够为更多患者带来福音，开启糖尿病治疗的新篇章。

第五章

间充质干细胞治疗 2 型糖尿病的可能机制

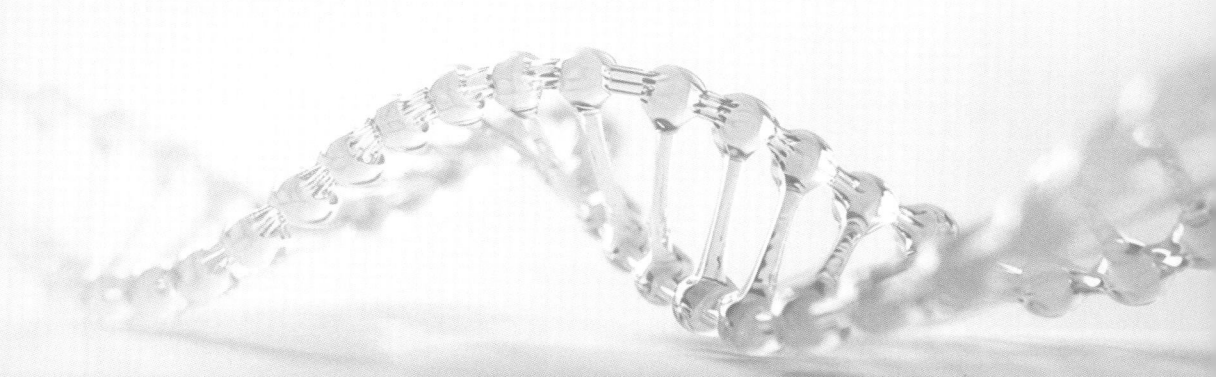

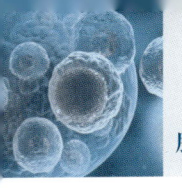

糖尿病是一种绝对或相对胰岛素缺乏导致的以慢性高血糖为特征的代谢性疾病，其中 T2DM 占比 90%～95%。目前治疗药物包括磺脲类、双胍类、α-葡萄糖苷酶抑制剂、DPP-4 抑制剂、SGLT-2 抑制剂、GLP-1 受体激动剂、胰岛素等药物，但这些传统的治疗方法存在各自的局限性，而且只能暂时控制血糖，不能从根本上治愈 T2DM。MSC 治疗糖尿病是一种基于细胞的治疗方法，其自身的可再生、分化潜能以及免疫抑制特性，已在 T2DM 中显示出较好的治疗效果，为治疗糖尿病提供了新的思路及可能的发展方向。大量动物实验及临床研究表明，MSC 是治疗 2 型糖尿病的新方法。本章将从六个方面对 MSC 治疗 T2DM 的可能机制进行简要论述。

第一节　促进胰岛 β 细胞再生与修复

1. MSC 的直接分化

研究显示，MSC 在特定条件下可以分化为胰岛 β 细胞，从而增加胰岛 β 细胞的数量，改善胰岛功能。

2. MSC 的转分化潜能

除了直接分化为胰岛 β 细胞外，MSC 还可以通过转分化过程（即从一个成熟的细胞类型转变为另一个）来补充胰岛 β 细胞的损失。这种转分化可能涉及多种信号通路和转录因子的调控。

3. MSC 的旁分泌作用

MSC 能够分泌多种细胞因子和生长因子，如胰岛素样生长因子-1（IGF-1）、肝细胞生长因子（HGF）和血管内皮生长因子（VEGF），这些因子可以促进胰岛 β 细胞的存活、增殖以及发挥功能。

4. MSC 与胰岛细胞交互作用

MSC 能够与胰岛细胞形成细胞连接，这些连接可能通过细胞间隙连接或隧道纳米管直接传递营养物质和信号分子，从而支持胰岛 β 细胞的存活和功能。

第二节　改善胰岛素抵抗

1. 调节脂肪细胞和肌肉细胞的胰岛素信号传导

MSC 通过减少脂肪细胞炎症和增加肌肉细胞的葡萄糖摄取，改善胰岛素信号传导，从而提高胰岛素敏感性。

2. 促进棕色脂肪生成

MSC 可能促进白色脂肪向棕色脂肪的转变，棕色脂肪能够增加能量消耗并改善胰岛素敏感性。

3. 降低炎症水平

MSC 具有强大的抗炎作用，能够抑制促炎细胞因子的产生，如肿瘤坏死因子 $-\alpha$（TNF-α）和白介素 -1β（IL-1β），从而减轻慢性低度炎症导致的胰岛素抵抗。

第三节　免疫调节作用

1. 调节免疫反应

MSC 能够调节 T 细胞、B 细胞和树突状细胞的功能，降低自身免疫反应对胰岛 β 细胞的攻击。

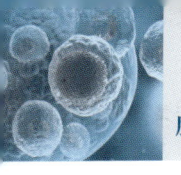

2. 抑制炎症细胞浸润

MSC 能够减少炎症细胞的浸润，特别是减少胰岛中的炎症细胞数量，从而减少对胰岛 β 细胞的损伤。

3. 调节巨噬细胞功能

MSC 可以通过调节巨噬细胞的极化，促进其向抗炎 M2 表型的转变，从而减轻慢性炎症和胰岛素抵抗。

4. 抑制自身免疫性损伤

通过抑制效应 T 细胞和促进调节性 T 细胞的活性，MSC 有助于保护胰岛 β 细胞免受自身免疫损伤。

第四节　促进血管新生

1. 促进血管内皮细胞增殖

MSC 通过分泌 VEGF 等因子，促进血管内皮细胞增殖和血管新生，改善胰岛组织的血供。

2. 促进血管网络的形成

MSC 不仅促进血管内皮细胞的增殖，还参与血管平滑肌细胞的生成和血管支持细胞的活动，以促进完整的血管网络形成。

3. 提高胰岛细胞生存环境

新生血管为胰岛 β 细胞提供充足的氧气和营养，有助于胰岛细胞功能的维持和恢复。

4. 改善胰岛微环境

通过促进血管新生，MSC 有助于改善胰岛的微环境，增加胰岛对血糖变化的反应性和适应性。

第五节　分泌细胞因子和微小 RNA

1. 细胞因子

MSC 分泌的细胞因子不仅能够促进胰岛 β 细胞的增殖和存活，还能调节胰岛细胞的功能。

2. 胞外囊泡（EV）的释放

MSC 能够释放含有 microRNA、蛋白质和其他生物活性分子的胞外囊泡，这些囊泡可以通过血液循环影响远处的靶细胞，调节其功能和代谢。

3. 调节性蛋白质的分泌

MSC 分泌的蛋白质如 HGF、BDNF（脑源性神经营养因子）等，不仅对胰岛 β 细胞有益，还对神经组织的修复和功能改善有潜在作用。

4. 微小 RNA

研究发现，MSC 分泌的微小 RNA 可以通过体液循环作用于远隔部位的胰岛细胞，调节其基因表达，改善胰岛功能。

第六节　调节能量代谢

MSC 对机体的整体代谢有调节作用，包括脂肪代谢和糖代谢。通过调节脂肪细胞的功能和减少脂肪组织的炎症反应，MSC 有助于改善与 2 型糖尿病相关的代谢紊乱。

本章阐述了 MSC 治疗 2 型糖尿病的多种可能机制。MSC 通过直接分化、转分化为胰岛 β 细胞，以及旁分泌作用促进胰岛 β 细胞的再生与修复。同时，MSC 能调节脂肪细胞和肌肉细胞的胰岛素信号传导，促进棕色脂肪生成，降低炎症水平，从而改善胰岛素抵抗。在免疫调节方面，MSC 通过调节各类免疫细胞功能，抑制自身免疫性损伤，保护胰岛 β 细胞。此外，MSC 还能促进血管新生，改善胰岛微环境，为胰岛细胞提供良好的生存环境。MSC 分泌的细胞因子、微小 RNA 及胞外囊泡等生物活性分子，也能对胰岛细胞产生积极影响。最后，MSC 对机体的整体能量代谢具有调节作用，有助于改善 2 型糖尿病相关的代谢紊乱。综上所述，MSC 治疗 2 型糖尿病展现出广阔的应用前景，为糖尿病的治疗提供了新的思路和方法。

第六章

脐带间充质干细胞相较其他类型干细胞的优势

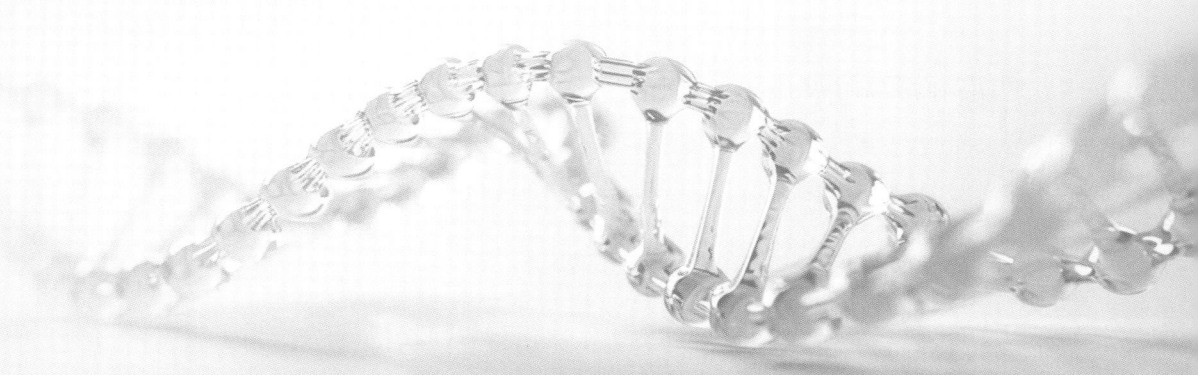

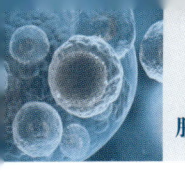

本章将探讨脐带间充质干细胞（UC-MSC）在2型糖尿病治疗领域相较于其他类型干细胞所展现的独特优势。UC-MSC，作为一种来源于新生儿脐带组织的干细胞，不仅采集过程无创且伦理争议小，更在生物学特性上表现出卓越的增殖与分化能力，以及低免疫原性，为细胞治疗提供了理想的细胞来源。在临床应用中，UC-MSC已展现出显著改善胰岛功能、降低胰岛素需求的效果，并且安全性高、治疗流程简化，为患者带来了新的治疗希望。此外，UC-MSC还易于保存与运输，为远程医疗和跨国合作提供了便利。这些优势共同构成了UC-MSC在2型糖尿病治疗领域的核心竞争力，使其成为未来再生医学研究的热点和细胞疗法的重要选择。

第一节　来源与采集优势

1. 易获取、无创伤

UC-MSC来源于新生儿的脐带组织，这是一种医疗废弃物，采集过程对母婴均无害且无需额外手术或侵入性操作。相比之下，骨髓来源间充质干细胞的采集需要骨髓穿刺，对患者有一定创伤；脂肪来源间充质干细胞的采集则需要脂肪抽吸术完成，也存在一定的风险和不适。诱导多能干细胞虽然理论上可以从患者自身的体细胞诱导而来，但诱导过程复杂耗时，且需要特定的实验室条件和技术支持。

2. 无伦理争议

UC-MSC的采集不涉及伦理学争议，因为它们来源于已经废弃的脐带组织。而胚胎干细胞的采集则涉及胚胎的破坏，存在一定的伦理争议。诱导多能干细胞虽然理论上可以避免胚胎干细胞的伦理问题，但其诱导过程中涉及的基因操作和细胞重编程仍然可能引发一些伦理上的关注和讨论。

第二节　生物学特性优势

1. 高增殖与分化能力

UC-MSC 具有较强的增殖能力和多向分化潜能，能够分化为胰岛细胞等，直接参与胰岛的修复和再生。尽管骨髓和脂肪来源的间充质干细胞也具备这些特性，但 UC-MSC 在一些研究中表现出更高的分化效率和增殖速度。

2. 低免疫原性

UC-MSC 表达较低的免疫相关分子，因此不易引起免疫排斥反应，使用时无需严格的 HLA 配型。这使得 UC-MSC 成为一种更为通用和安全的细胞疗法。而诱导多能干细胞虽然来源于患者自身的体细胞，但在诱导过程中可能发生表观遗传学的变化，导致其免疫原性发生变化，从而增加免疫排斥的风险。

第三节　临床应用效果优势

1. 改善胰岛功能与降低胰岛素需求

多项临床研究表明，UC-MSC 移植能够显著改善 2 型糖尿病患者的胰岛功能，降低胰岛素需求，甚至部分患者实现了胰岛素独立。这种效果在骨髓和脂肪来源的间充质干细胞治疗中也有所体现，但 UC-MSC 可能具有更高的治疗效率和更持久的效果。而诱导多能干细胞在治疗糖尿病方面的临床研究相对较少，其治疗效率和持久性尚需进一步验证。

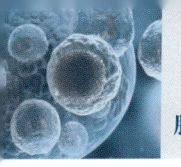

2. 安全性高

UC-MSC 移植过程中未观察到严重的排斥反应、感染或肿瘤形成等不良反应，其安全性得到了广泛的认可。而诱导多能干细胞由于其潜在的致瘤风险和其他安全性问题，在临床应用中的监管可能更为严格和复杂。

3. 治疗流程简化

由于 UC-MSC 易于获取、扩增和保存，其治疗流程相对简化。相比之下，诱导多能干细胞的治疗流程可能更为复杂和耗时，包括体细胞的采集、诱导、分化以及后续的移植等步骤。

第四节　其他优势

1. 易于保存与运输

UC-MSC 在适当的条件下可以长期保存并保持其活性，便于长途运输和临床应用。这对于远程医疗和跨国合作具有重要意义。

2. 潜力巨大

随着研究的深入和技术的进步，UC-MSC 在治疗糖尿病及其他多种疾病中的应用潜力将得到进一步挖掘和发挥。它们可能成为未来再生医学领域的重要支柱之一。

综上所述，UC-MSC 在治疗 2 型糖尿病上相比其他类型的干细胞具有多方面的优势。这些优势使得 UC-MSC 成为一种具有广阔应用前景和高度安全性的细胞疗法。然而，需要注意的是，尽管 UC-MSC 在治疗糖尿病方面取得了显著进展，但其具体机制仍需进一步深入研究和探索。

第七章

区域细胞制备中心建设要求

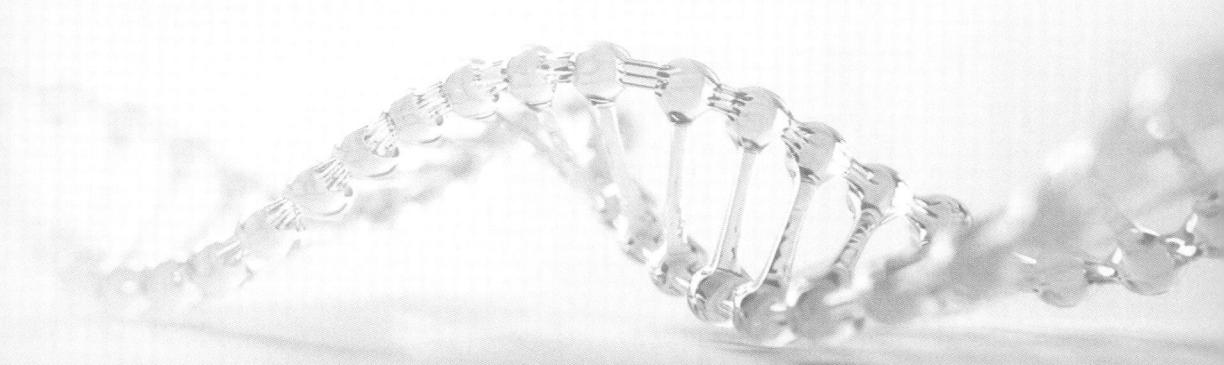

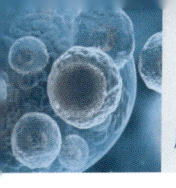

我们以陕西富平区域细胞制备中心为例，对细胞制备中心的建设要求进行介绍。陕西富平区域细胞制备中心作为干细胞临床研究与免疫细胞治疗领域的前沿阵地，自2017年起便荣获政府八部门的联合审批，支持其"开展干细胞临床研究与免疫细胞治疗"等方面工作。经过严格验收，该中心不仅确保了其合法地位，更在规范性上树立了行业标杆。从建筑布局的精心规划到洁净区环境的严格控制，从设施设备的先进配置到组织管理的严密设置，每一处细节都彰显出中心对高质量标准的执着追求。此外，中心还注重过程控制与细胞产品的全面管理，确保安全管理无死角，信息化管理高效运行。陕西富平区域细胞制备中心正以其实力与担当，引领细胞治疗领域迈向新的高度。

第一节　建筑布局基本原则

1. 基本要求

（1）总建筑面积5000 m^2。

（2）洁净区使用面积1200 m^2。

2. 总体布局

（1）中心洁净区内各功能室的布局清晰合理，无交叉混合使用，符合人、物分流的原则。

（2）人流通道与洁净区入口设置缓冲室。

（3）废物和污染物设置了专用传递窗。

（4）传递窗送风采用上送侧回的方式。

（5）通道门由低洁净级向高洁净级的方向开启。

（6）所有洁净区（除更衣室外）未安装水池和地漏。

第二节　洁净区环境

（1）空气洁净度等级划分符合要求（详见洁净区空气洁净度等级表）。

（2）二更、缓冲、细胞制备区、细胞培养区的空气洁净度符合表中的C级。细胞制备操作相关区域的空气洁净度在C级背景下的A级环境中进行。

（3）温度控制在22℃±4℃，湿度控制在45%~65%。

（4）洁净区与非洁净区之间、不同空气洁净度的洁净区之间的压差＞10Pa。洁净区内不同功能及级别房间之间保持适当的压差梯度，以防止污染和交叉污染。

（5）总送风量中（非单向流）有10%~30%的新风量。

（6）噪声级（空态）≤65 dB（A）。

（7）一般照明的照度值＞300 LX。

洁净区空气洁净度等级表

洁净级别	悬浮粒子数最大允许数（颗粒数/m^3）				含菌浓度			
	静态		动态		沉降菌（Φ90mm, cfu/皿/4h）	悬浮菌（cfu/m^3）	表面微生物	
	≥0.5 μm	≥5.0 μm	≥0.5 μm	≥5.0 μm			接触碟（Φ55mm, cfu/皿）	5指手套（cfu/手套）
A级	3520	20	3520	20	<1	<1	<1	<1
B级	3520	29	352 000	2900	≤5	≤10	≤5	≤5
C级	352 000	2900	3 520 000	29 000	≤50	≤100	≤25	—
D级	3 520 000	29 000	不作规定	不作规定	≤100	≤200	≤50	—

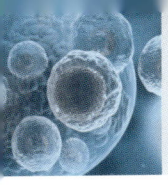

第三节　设施设备

（1）设施设备的设计、安装、维护适用于预定用途。

（2）设施设备具备标准数据通信接口。

（3）安装的空气净化设备、空调通风系统以及中心内的送风管道、气流组织符合《药品生产质量管理规范》的相关要求，有加湿除湿装置。

（4）配备了门禁系统。

（5）配备了设备及环境远程监测系统。

（6）配备了视频监测系统。

（7）建立了一体化的在线控制供气系统，包括二氧化碳、液态氮气和负压真空系统等。

（8）配备了应急救援设备及物资，如洗眼器、医疗急救箱、AED等。

（9）细胞制备中心的设施设备配置，详见下表。

设施设备配置表

序号	功能区	面积（m²）	数据系统及设备	基本仪器设备
1	更衣区	30	—	自动洗手设备、洁净风烘干设备、感应式消毒液给液设备
2	缓冲区	10	—	—
3	细胞制备区	300	电脑及信息终端、电子标识读写系统	生物安全柜、冷冻离心机、二氧化碳细胞培养箱、倒置显微镜、普通光学显微镜、4℃医用冰箱、热合机、细胞计数仪
4	细胞培养区	100	电脑及信息终端、电子标识读写系统	生物安全柜、二氧化碳细胞培养箱、倒置显微镜、普通光学显微镜、4℃医用冰箱、二氧化碳气体供应系统

续表

序号	功能区	面积（m²）	数据系统及设备	基本仪器设备
5	配液区	30	电脑及信息终端、电子标识读写系统	洁净工作台/生物安全柜、4℃医用冰箱
6	样本接收区	20	电脑及信息终端、电子标识读写系统	4℃医用冰箱、热合机、电子天平、恒温培养箱
7	质量检测区	500	电脑及信息终端、电子标识读写系统	全自动微生物培养监测仪、三激光十三色流式细胞仪、细胞计数仪、五分类血细胞计数仪、酶标仪、生物安全柜、光学显微镜、离心机、倒置显微镜、二氧化碳培养箱、电热恒温培养箱、电热鼓风干燥箱、纯水仪或纯化水系统、高压灭菌器、4℃医用冰箱、-20℃医用冰箱、-80℃冰箱
8	物料储存区	100	电脑及信息终端、电子标识读写系统	4℃医用冰箱、-20℃医用冰箱、-80℃冰箱
9	清洗消毒区	50	—	灭菌锅、灭菌柜、电热鼓风干燥箱、超声波清洗仪、纯水仪
10	气体储存区	20	—	二氧化碳气体供应系统、液态氮气供应系统
11	档案存放区	50	电脑及信息终端、电子标识读写系统	档案柜
12	细胞储存区	150	—	气相液氮罐、液氮储罐、程序降温仪、4℃医用冰箱、-80℃冰箱、氧浓度监测设备、
13	信息中心	50	电脑及信息终端、电子标识读写系统	信息管理系统

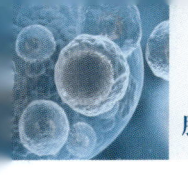

第四节 组织设置和人员

设置原则

（1）建立了统一领导、分级管理、职责明确的管理机构，有明确的组织架构图，并实行最高管理者负责制。

（2）管理机构关键人员包括最高管理者、医学负责人、技术负责人、质量负责人等。

（3）设置了独立的质量管理部门，对最高管理者负责。

（4）建立了伦理审查和科学审查机制，由独立的伦理委员会和科学委员会负责审查等工作。

关键人员/机构职责与能力要求表

角色	职责	要求
最高管理者	1. 保证体系严格按照国家标准、行业标准、地方标准和法律法规要求开展； 2. 负责提供必要资源，合理计划、组织和协调工作； 3. 建立和变更质量和运营方针； 4. 定期组织管理评审，确认质量体系运行符合国家标准、行业标准或地方标准的要求，推动体系持续改进	1. 具有细胞产品应用与管理方面10年以上经验； 2. 熟悉细胞行业相关信息，如前沿技术发展、市场分布、政策法规、竞争者动态等； 3. 具有风险管控能力
医学负责人	1. 负责中心所有细胞产品在采集、制备、检测、发放和临床使用等环节的一切涉及医学事务的咨询和审核工作； 2. 所有样本采集和相关服务所涉及医疗方面事项的处理； 3. 所有细胞产品发放和相关服务所涉及医疗方面事项的处理	1. 取得《医师资格证书》，具有临床经验； 2. 具有至少5年细胞产品应用与管理方面的实践经验； 3. 接受过细胞治疗专业知识培训

续表

角色	职责	要求
技术负责人	1. 负责中心所有细胞产品在采集、制备和检测等环节的一切涉及技术的咨询和审核工作； 2. 所有细胞发放和相关服务所涉及技术方面事项的处理； 3. 更新在制备和储存方面最新的技术； 4. 检测试剂、检测方法变更的审核	1. 具有至少5年细胞产品制备实践及管理经验； 2. 接受过细胞相关专业知识培训； 3. 具有药品生产质量管理相关经验
质量负责人	1. 负责质量体系建设、维护和持续改进工作； 2. 负责向最高管理者汇报质量运行情况，并定期提交质量运行报告； 3. 负责偏差、变更、纠正预防、投诉、验证等的审核； 4. 负责原料及细胞产品的放行评价； 5. 负责企业质量体系内部自检、外部质量审计以及细胞产品不良反应报告、细胞产品召回、合规性评价等质量管理活动	1. 至少具有生物相关专业本科以上学历； 2. 具有至少5年从事细胞制备和质量管理的实践经验，其中至少3年的细胞产品质量管理经验； 3. 接受过与所制备细胞相关专业知识培训； 4. 具有药品生产质量管理相关经验
伦理委员会	负责对细胞制备中心的各项活动进行伦理审查，对相关方提供伦理方面的指导与咨询	1. 应由医学、生命科学、伦理学、法学等领域的多学科人员组成； 2. 委员人数应根据细胞制备中心规模确定，且总数应为奇数
科学委员会	负责对细胞制备中心中样本采集、存储和使用等技术环节进行科学审查	应由生物医学领域专家组成，成员要求有主持或参与大型科研项目的经历，或有10年以上生物或医学领域工作经验，具备承担科学顾问工作的能力

第五节 基本管理制度

1. 人员管理

为员工提供上岗、转岗培训，对特种设备等高风险操作人员进行专门的岗位培训和能力考核并取得资格证书。

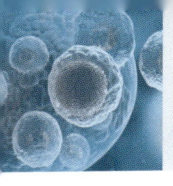

2. 人员健康管理

建立了工作人员健康档案，每年体检 1 次，符合所在岗位健康要求方可上岗。

3. 人员出入管理

依据中心不同功能区级别设置相应的门禁系统，工作人员经授权后方可进入。

4. 设备管理

（1）设备采购及验收：设备采购前完成性能需求、用途及设备供应商的调研，保证设备符合预期细胞制备及检测要求。

（2）设备校准：对具有测量功能的设备在完成校准合格后投入正常运行。

（3）设备确认：设备经确认后方可投入使用，确认的内容包括：安装确认、运行确认和性能确认。

（4）设备使用注意事项：设备现场配有操作和维护规程；设备所处的环境符合其放置、使用、检测等条件要求；设备在确认的参数范围内使用，设定的参数不得随意调整或更改；设备有明确的状态标识，包括：设备编号、运行状态和校准状态标识；不合格设备宜搬出洁净区域，未搬出前，有醒目的状态标识。

（5）设备维护维修：仪器设备按照维护规程执行定期分级别的维护保养，并予以记录。

5. 物料管理

（1）采购：建立了完善的供应商筛选、登记、考察、年度资格评审程序。

（2）验收：建立了物料接收、检验、放行程序和物料质量标准，对抽样检测的物料，在质量检测合格后方可放行入库。

（3）库存管理：配置了与产能相匹配的物料存放区，关键物料（包括采集运输容器、制备、细胞产品的冻存、检测等所用物料）按厂家说明书和具体的技术要求进行储存。

（4）使用：物料严格按照其说明书使用，未超越其规定范围。

第六节　过程控制

1. 制备过程控制

使用经过批准的质量方针、工艺标准和作业指导书来开展细胞制备及相关服务活动。

2. 细胞产品检测管理

建立了独立的质量检测实验室，负责对样本、中间细胞产品、细胞产品、关键试剂耗材、自配试剂等的检测。

3. 洁净区环境控制

洁净区净化指标的检测采用第三方检测和自检相结合的方式，第三方检测由具有资质的省级以上专业机构进行。

第七节　细胞产品管理

1. 细胞产品说明书

编制细胞产品说明书，包含以下内容：细胞产品的贮存条件、细胞产品的使用方法、适应证、禁忌证、副作用、危害、剂量和使用建议、细胞产品报废的处理说明、避免传染病传播或扩散的警示。

2. 发放计划的下达

依据客户要求制备完细胞产品后,向客户再次确认细胞产品使用的具体事项,确认无误后准备发放。

3. 细胞产品发放

细胞产品的发放有使用申请,经医学负责人审核批准,质量负责人评价细胞产品各项质量参数符合细胞产品标准后方可放行。

4. 运输和转运

建立了细胞产品运输和转运程序,对运输和转运过程进行验证,以确保运输细胞产品的安全性。

5. 不合格细胞产品的处理和废弃

废弃 HIV、梅毒、细菌和真菌检测结果为阳性的细胞产品。

第八节　安全管理

1. 人员健康安全

建立了人员卫生程序,内容应包括人员健康、卫生习惯及着装等要求。

2. 实验室安全管理

(1) 危险化学品:危险化学品的安全管理符合 SN/T2294.5 的要求。

(2) 生物安全:根据所操作生物样本的危害风险大小,建设相应等级的生物安全防护设施。设施建设符合国家法律法规和国家标准

GB50346 的要求。

（3）风险评估：建立了风险评估和风险控制程序，持续进行危险识别、风险评估和实施必要的控制措施。

（4）危险废物处理：危险废物处理和处置符合国家和地方法规的要求，根据危险废物的性质和危险性不同分类处理和处置。

（5）应急管理：建立了应急管理程序，包括应急事件分类、处理、预防以及演习等内容。

第九节　信息化管理

1. 信息化管理系统

自主研发设计并建设了符合国家 GB/T20269 标准要求的"综合细胞库管理系统"。

2. 数据系统

数据系统未经授权和批准不得随意篡改或变更内容。

3. 备用系统

建设了备用系统，一旦电子数据库或电脑故障后，关键信息可以调取并重现；备用系统定期进行测试，确保其运行稳定性。

第八章

脐带间充质干细胞治疗 2 型糖尿病的细胞制备流程及技术指标

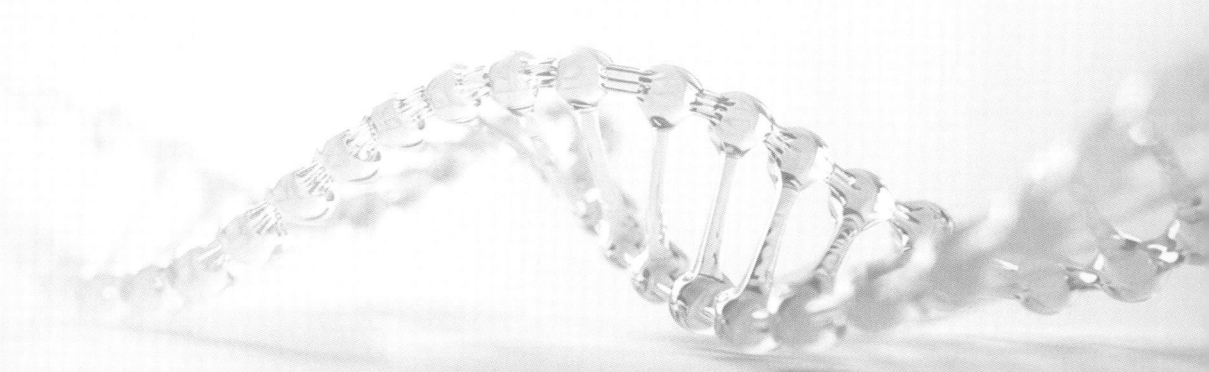

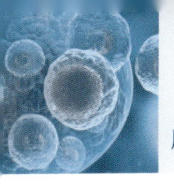

UC-MSC 制备技术在治疗 2 型糖尿病中扮演着至关重要的角色，为临床治疗带来了新的希望和可能性。通过精确的细胞制备技术，我们能够获得高质量、高活性的 UC-MSC 细胞，这些细胞在体外经过提纯、扩增、培养、诱导和分化后，具有潜在的修复受损胰岛组织、恢复胰岛素分泌功能的能力。同时，这些技术环节做到了"五追溯"，包括：样本来源可溯源，伦理可追溯；冷链运输监控体系，位置可追溯；制备全流程监控，视频可追溯；高检测标准，人、环、物、机、产品等，结果可追溯；电子信息化管理，所有信息均可通过系统追溯。这对于 2 型糖尿病患者而言，意味着一种全新的、可能更加有效的治疗途径。因此，UC-MSC 制备技术的发展和优化，对于推动 2 型糖尿病的治疗进步，改善患者的生活质量，具有不可估量的重要价值。

第一节　脐带间充质干细胞（UC-MSC）的准备

1. 采　集

（1）健康检查：脐带胎盘供者必须身体健康，无乙型肝炎病毒、丙型肝炎病毒、梅毒螺旋体、巨细胞病毒感染和艾滋病病毒感染，无家族遗传病史。

（2）知情同意：在采集前，需与供者（产妇）签署知情同意书，并填写健康调查表，核实产妇及其家人的疾病史和健康情况。

（3）采集资质：采集脐带胎盘必须在具有采集资质的医院进行，并由具有保藏资质的专业机构进行保存。

（4）无菌操作：采集过程必须在无菌环境下进行，严格防止病原微生物的污染。采集人员需经过严格的教育和培训，合格后方可进行脐带采集。

（5）采集方法：在分娩过程的第三产程进行脐带的采集，采集过程对新生儿和产妇无任何损伤。

（6）及时保存和运输：采集后的脐带应迅速进行保存和冷链运输，以确保脐带组织的活性。采集的脐带应保存在4℃～25℃环境中，并在24小时内进行分离制备和冻存。

2. 脐带采集"五不采"原则

1. 家族有肿瘤罹患史者不采集	如：肺癌、肝癌、胃癌等
2. 家族有严重遗传性疾病不采集	如：腺苷酸脱氨酶缺乏症、智力障碍、血友病等
3. 供者有传染病史不采集	如：梅毒、艾滋病、乙型肝炎等
4. 孕妇在孕期服用违禁药物者不采集	如：精神类药物、毒品、抗生素类、避孕类和抗肿瘤类药物等
5. 被污染的脐带不采集	如：细菌、真菌、支原体等微生物污染等

3. 分　离

UC-MSC的分离方法多种多样，包括密度梯度离心法、贴壁分离法和免疫磁珠分选法等。

3.1 密度梯度离心法

步骤：将采集的组织样本用适当的缓冲液稀释后，加入密度梯度离心介质（如Ficoll-Paque），进行密度梯度离心。离心后，UC-MSC将位于特定密度的层带中，通过吸取该层带的细胞进行收集。

特点：能有效去除红细胞和其他杂质细胞，提高UC-MSC的纯度。

3.2 酶消化分离法/组织块贴壁分离法

步骤：将采集的组织样本通过胰蛋白酶消化成单细胞悬液后，接种到培养瓶中。在培养过程中，UC-MSC会贴附于培养瓶底壁生长，而其他类型的细胞则悬浮在培养基中。通过换液等操作去除悬浮细胞，从而获得贴壁的 UC-MSC。

特点：操作简便，成本较低。

3.3 免疫磁珠分选法

步骤：利用特异性抗体标记 UC-MSC 表面的特定抗原，然后与磁珠结合。在外加磁场的作用下，标记有磁珠的 UC-MSC 被吸附到分离柱上，从而实现与其他细胞的分离。

特点：分离纯度高，但成本较高且操作复杂。

4. 培　养

UC-MSC 的培养需要在特定的培养基和条件下进行，以确保细胞的正常生长和增殖。

4.1 培养基配制

成分：通常包括基础培养基、血清或血清替代品、生长因子和其他添加剂。例如，UC-MSC 专用基础培养基可以添加胎牛血清（FBS）、青霉素、链霉素等。

配制方法：按照一定比例将各成分混合均匀，过滤除菌后备用。

4.2 培养条件

温度：37℃。

气体环境：5% CO_2，饱和湿度。

换液：根据细胞生长情况定期换液，以去除代谢产物和补充营养物质。

5. 鉴定及检验

UC-MSC 的鉴定通常包括形态学观察、表型鉴定和分化潜能检测等多个方面。

5.1 形态学观察

方法：在倒置显微镜下观察 UC-MSC 的形态特征。UC-MSC 多数呈纤维细胞样生长，少量呈梭形或不规则三角形，具有较强的贴壁能力。

5.2 活性检测

方法：通过流式细胞术、台盼蓝染色等方法检测细胞活性。高纯度和高活性的细胞产品是保证治疗效果的基础。

5.3 微生物污染检测

方法：通过厌/需氧菌培养、平板培养、荧光颜色等方法检测细胞产品中是否含有细菌、真菌、支原体等微生物污染。微生物污染会严重影响细胞产品的质量和安全性，甚至导致患者感染。

5.4 病毒检测

方法：采用 ELISA 法和实时定量 PCR 法等方法检测细胞产品中是否含有人源特定病毒（如 HIV、HBV、HCV 等）及猪源病毒等。病毒污染是细胞产品安全性评估中的重要方面，必须确保产品中不含有活性病毒。

5.5 内毒素检测

方法：通过鲎试剂检测细胞产品中是否含有内毒素等有害物质。微量内毒素即可引起发热、休克等严重反应，因此必须严格控制细胞产品中的内毒素含量。

5.6 表型鉴定

方法：利用流式细胞仪对 UC-MSC 的细胞表型进行鉴定。常用的阳性标记物包括 CD105、CD73 和 CD90 等，而 CD45、CD34、CD14、CD19 和 HLA-DR 等则呈阴性。干细胞免疫表型检测是验证干细胞特性的重要手段之一，有助于区分干细胞与其他类型细胞。

5.7 分化潜能检测

方法：通过体外诱导 UC-MSC 分化为脂肪细胞、成骨细胞和软骨细胞等，检测其分化潜能。分化能力检测是评估细胞多向分化潜能的重要指标之一，有助于验证细胞的干细胞特性。例如，成脂分化诱导后细胞质内会出现油滴，经油红 O 染色后为红色；成骨分化诱导后可见不透明区域，经茜素红染色后可见密集的红色沉淀物呈结节状；成软骨分化诱导后细胞经阿利新蓝染色为淡蓝色。

第二节　UC-MSC 的质量属性和质量要求

符合临床研究基本监管属性的 UC-MSC，应具备"四大类"质量属性，即基本细胞生物学属性、微生物学安全性、生物学安全性和生物学有效性。这"四大类"质量属性也是临床研究用 UC-MSC 的"四大类"质量要求。

1.UC-MSC 的基本细胞生物学属性

UC-MSC 基本细胞生物学属性应包括细胞鉴别、活性、纯度和均一性等。

细胞鉴别是由相关细胞的形态学、遗传学、代谢谱学、分子标志物（或标志物群）表达特征，以及独特的生物学功能等属性构成。

细胞活性由细胞活率、增殖周期、倍增时间、克隆形成率、端粒酶活性 [和（或）端粒长度] 等生物学特征综合体现；细胞纯度和均一性是指在细胞制备过程中所引入的非相关细胞，以及相同来源、相同细胞类型和相同代次或相同级别的细胞（如同一级细胞库的细胞）在生物学特性方面的纯度和均一性。

2. UC-MSC 的微生物学安全性

UC-MSC 的微生物学安全性，是指相关细胞需满足无细菌、真菌、支原体、病毒污染，以及无微生物代谢产物污染的质量要求。病毒污染是指来源于供者或是制备工艺所引入的种属特异病毒（如人源病毒和动物源性病毒）、内外源性逆转录病毒，以及所有非特定病毒因子。微生物代谢产物以革兰氏阴性菌所产生的内毒素为代表。

为确保 UC-MSC 微生物学安全性，除需建立细胞供者筛选标准、建立基于 cGMP 原则的质量保障体系外，还需设立基于各种评价规范的过程控制及终产品质量控制，并通过体外细胞模型、敏感动物接种及鸡胚接种等方法，对潜在污染的微生物及其代谢产物进行有效评价。

3. UC-MSC 的生物学安全性

UC-MSC 的生物学安全性是指其细胞内在的、由其生物学特性所决定的，以及外在的、诱发其生物学特性发生改变相关的安全性问题。通过对 UC-MSC 生物学安全性评价，希望能预测或排除 UC-MSC 进入机体后所产生的成瘤性和（或）促瘤性、异常免疫反应、异常分化、异位迁移或异位停留等生物学安全性问题。

4. UC-MSC 的生物学有效性

UC-MSC 的生物学有效性是指与其临床治疗效应密切相关的各种生物学特性或机制的总和，是临床前研究阶段用于预测 UC-MSC 临床治疗效应的重要质量要求。主要可归类为诱导分化功能、免疫调控能力及组织再生功能。诱导分化功能主要是指在体外特定诱导分化条件下，相关细胞向目的细胞分化的能力。目前用于评价 UC-MSC 诱导分化功能的目的细胞分化，包括成骨细胞、成软骨细胞、成脂肪细胞分化。免疫调控功能是指 UC-MSC 释放免疫调控分子、抑制促炎性免疫细胞增

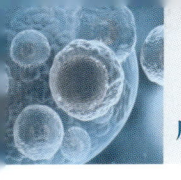

殖或活性、促进调节性免疫细胞增殖或极化的功能。组织再生功能是指 UC-MSC 所具有的保护组织细胞抗凋亡损伤、促进病损组织血管再生、刺激病损组织内源性干细胞增殖和分化等功能。

第三节　陕西富平综合细胞库 UC-MSC 治疗 2 型糖尿病"五追溯"与"五不用"原则

"五追溯"原则	"五不用"原则
样本来源可溯源，伦理可追溯	"病危者"不用
冷链运输监控体系，位置可追溯	"不对症的病"不用
制备全流程监控，视频可追溯	"不安全的细胞"不用
高检测标准，人、环、物、机、产品等，结果可追溯	干预过程"激素类药"不用
电子信息化管理，所有信息均可通过系统追溯	干预过程"抗生素类药"不用

第四节　3D 打印技术助力 UC-MSC 大规模培养

3D 打印技术作为一项革命性的制造技术，正以其独特的精确度和可塑性，为脐带间充质干细胞（UC-MSC）的大规模培养技术带来前所未有的发展机遇。陕西富平综合细胞库在 2020 年引进这一技术，不仅极大地丰富了细胞培养的手段，更为干细胞研究领域开辟了新的道路。通过 3D 打印技术，我们能够精确控制细胞生长微环境的结构、孔隙度和材料成分，从而模拟出更加接近体内的真实环境，为 UC-MSC 的生长、增殖和分化提供了更为理想的条件。这种高度定制化的培养环境，不仅提高了干细胞的产量，还确保了其质量和功能的稳定性，为后续的医学研究和临床应用奠定了坚实的基础。此外，3D 打印技术还与个性化医疗紧密结合，能够根据患者的具体需求，定制出符合其生理特征的细胞培养支架，进一步推动了干细胞治疗技术的精准化进程。

第五节 UC-MSC 制备出库质量检测报告

UC-MSC 细胞出库质量检测报告（样表）

产品名称：UC-MSC	生产日期：
生产批号：	送检日期：
包装规格：	报告日期：
批数量：	有效期：

检验依据：国家行业及企业标准

检验项目	标准规定	检验结果	结论
[物理检查]			
外观	应为均匀细胞悬液，无明显沉淀，无异物		
装量	应不低于每袋 50mL		
[细胞总数及活率]			
细胞数量	应不低于 1.0×10^7 个		
细胞活率	应不低于 95%		
[细胞表型]			
CD34	应为阴性，阳性率不高于 2%		
CD45	应为阴性，阳性率不高于 2%		
HLA-DR	应为阴性，阳性率不高于 2%		
CD73	应为阳性，阳性率不低于 95%		
CD90	应为阳性，阳性率不低于 95%		
CD105	应为阳性，阳性率不低于 95%		
[无菌过程检测]	应为阴性		
[支原体过程检测]	应为阴性		
[细菌内毒素检测]	应不高于 0.25EU/mL		
[特殊外源性病毒过程检测]			
HBV	应为阴性		
HCV	应为阴性		
TP	应为阴性		
HIV（Ⅰ+Ⅱ）	应为阴性		
CMV-IgM	应为阴性		
EBV-IgM	应为阴性		
HTLV	应为阴性		

质量结论：

备注：供科研使用

报告人：　　　　　　　　　　复核人：

第九章

脐带间充质干细胞治疗 2 型糖尿病的临床转化流程

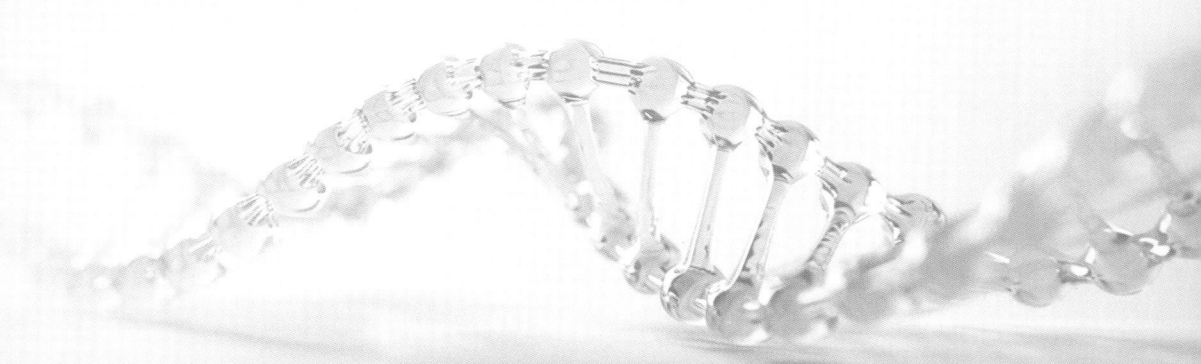

糖尿病是一组由多病因引起的以慢性高血糖为特征的终身代谢性疾病，长期血糖增高会引起大血管、微血管受损，并危及心、脑、肾、眼、足、周围神经等重要器官。UC-MSC 因子其强大的免疫调节能力、血管修复能力、诱导分化能力及血糖调控能力在糖尿病及其并发症的调控中发挥着至关重要的作用。

在临床研究中，干细胞治疗糖尿病也显示了其无毒副作用、低免疫原性、不需要经常用药、长期疗效稳定等不同于药物治疗的强大优势。但是由于糖尿病患者患病时间不同、体质不同、出现的并发症不同、病程进度不同，干细胞治疗就不能采用相同的治疗方案，应根据患者不同病情制定个体化的治疗方案。

第一节　UC-MSC 干预 2 型糖尿病的临床转化流程

临 床 转 化 流 程

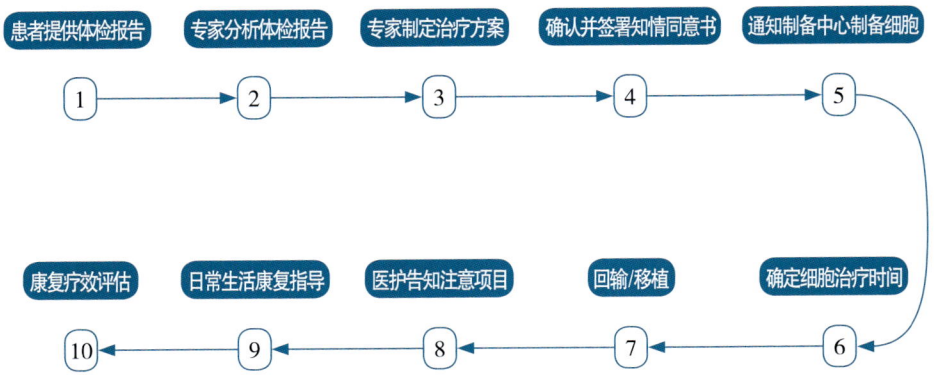

第二节　各类型糖尿病患者体检项目表

体检项目表 1（适用于早期或疑似糖尿病患者）

姓名：　　　　性别：　　　　年龄：　　　　民族：　　　　日期：

项目	备注
肝功 7 项	
肾功检测	
空腹血糖	
糖化血红蛋白	
糖耐量试验	
糖化白蛋白	
血常规	
血脂 4 项	
凝血 4 项和 D- 二聚体	
传染病 4 项	
尿常规	
C 肽	
胰岛抗体检测	
肿瘤标志物 11 项 女（HGH、SF、NSE、CEA、CA-125、CA19-9、CA24-2、AFP、SCC、TPA、CA153） 男（HGH、SF、NSE、CEA、CA-125、CA19-9、CA24-2、AFP、SCC、TPA、PSA）	
心电图	
腹部彩超	
甲状腺彩超	
乳腺彩超（女）	
盆腔彩超（女）	
泌尿系彩超（男）	

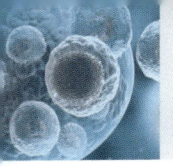

体检项目表 2（适用于 5 年以上及眼底病变糖尿病患者）

姓名： 性别： 年龄： 民族： 日期：

项目	备注
肝功 7 项	
肾功检测	
空腹血糖	
糖化血红蛋白、糖化白蛋白	
血常规	
血脂 4 项	
凝血 4 项和 D- 二聚体	
传染病 4 项	
尿常规	
24 小时的尿蛋白定量	
C 肽	
胰岛抗体检测	
肿瘤标志物 11 项	
女（HGH、SF、NSE、CEA、CA-125、CA19-9、CA24-2、AFP、SCC、TPA、CA153）	
男（HGH、SF、NSE、CEA、CA-125、CA19-9、CA24-2、AFP、SCC、TPA、PSA）	
心电图	
眼底检查	
腹部彩超	
甲状腺彩超	
乳腺彩超（女）	
盆腔彩超（女）	
泌尿系彩超（男）	

体检项目表 3（适用于糖尿病 10 年以上合并肾损伤患者）

姓名：　　　　性别：　　　　年龄：　　　　民族：　　　　日期：

项目	备注
肝功 7 项	
肾功检测	
空腹血糖	
糖化血红蛋白、糖化白蛋白	
血清胱抑素 C 检查	
血常规	
血脂 4 项	
同型半胱氨酸	
凝血 4 项、D- 二聚体	
传染病 4 项	
尿常规	
24 小时的尿蛋白定量	
C 肽	
胰岛抗体检测	
肿瘤标志物 11 项 女（HGH、SF、NSE、CEA、CA-125、CA19-9、CA24-2、AFP、SCC、TPA、CA153） 男（HGH、SF、NSE、CEA、CA-125、CA19-9、CA24-2、AFP、SCC、TPA、PSA）	
心电图	
眼底检查	
腹部彩超	
甲状腺彩超	
乳腺彩超（女）	
盆腔彩超（女）	
泌尿系彩超（男）	
头颅磁共振或 CT	

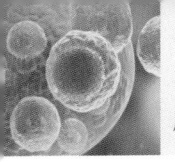

体检项目表 4（糖尿病合并心脑血管疾病患者）

姓名：　　　　性别：　　　　年龄：　　　　民族：　　　　日期：

项目	备注
肝功 7 项	
肾功检测	
空腹血糖	
糖化血红蛋白、糖化白蛋白	
血清胱抑素 C 检查	
血常规	
血脂 4 项	
同型半胱氨酸	
凝血 4 项、D- 二聚体	
传染病 4 项	
尿常规	
24 小时的尿蛋白定量	
C 肽	
胰岛抗体检测	
肿瘤标志物 11 项 女（HGH、SF、NSE、CEA、CA-125、CA19-9、CA24-2、AFP、SCC、TPA、CA153） 男（HGH、SF、NSE、CEA、CA-125、CA19-9、CA24-2、AFP、SCC、TPA、PSA）	
心电图及心脏彩超	
眼底检查	
腹部彩超	
颈部血管彩超	
甲状腺彩超	
乳腺彩超（女）	
盆腔彩超（女）	
泌尿系彩超（男）	
头颅磁共振或 CT	

体检项目表 5（糖尿病合并下肢血管病变患者）

姓名： 性别： 年龄： 民族： 日期：

项目	备注
肝功 7 项	
肾功检测	
空腹血糖	
糖化血红蛋白、糖化白蛋白	
血清胱抑素 C 检查	
血常规	
血脂 4 项	
同型半胱氨酸	
凝血 4 项 + D- 二聚体	
传染病 4 项	
尿常规	
C 肽	
胰岛抗体检测	
肿瘤标志物 11 项 女（HGH、SF、NSE、CEA、CA-125、CA19-9、CA24-2、AFP、SCC、TPA、CA153） 男（HGH、SF、NSE、CEA、CA-125、CA19-9、CA24-2、AFP、SCC、TPA、PSA）	
心电图及心脏彩超	
眼底检查	
腹部彩超	
颈部血管彩超	
下肢血管彩超	
神经传导检查 + 神经肌电图	
甲状腺彩超	
乳腺彩超（女） 盆腔彩超（女）	
泌尿系彩超（男）	
头颅磁共振或 CT	

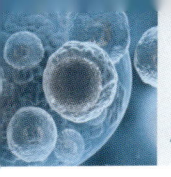

第三节　糖尿病患者不适合 UC-MSC 治疗的情况

序号	不适合的患者类型
1	肿瘤标志物检查一项异常成倍数增高，或三项结果同时出现异常，应排除肿瘤诊断后再考虑治疗
2	糖尿病合并确诊的晚期肿瘤患者
3	糖尿病患者在怀孕期间
4	糖尿病患者出现酮症酸中毒昏迷急性期，紧急救治1个月内
5	糖尿病合并肾功能衰竭，需要做肾透析期间
6	糖尿病患者合并心脑血管意外，如心梗、脑梗的急性期
7	糖尿病患者合并传染病，如梅毒、艾滋等，病情未控制期间
8	糖尿病患者合并急性感染性疾病，血常规检查白细胞明显升高，伴有高热，降钙素原升高明显等情况
9	糖尿病患者血常规检查明显异常，合并血液系统疾病，如血友病等有凝血障碍的
10	糖尿病患者是高度过敏体质或有严重过敏史者
11	糖尿病患者合并有精神分裂、癫痫等疾病，无法自我控制的患者
12	16岁以下2型糖尿病患者

第四节　脐带间充质干细胞治疗 2 型糖尿病患者知情同意书

姓名：　　　　　　性别：　　　年龄：　　　　　身份证号：
联系方式：　　　　　紧急联系人：　　　　联系方式：
家庭住址：

　　脐带间充质干细胞（UC-MSC）治疗 2 型糖尿病，是当今前沿科学生物细胞技术与临床医学相结合的科研转化成果，是采用不同于以往任何药物的一种全新的生物治疗技术。利用 UC-MSC 的再生修复、免疫调节及旁分泌等功能，修复受损的胰岛细胞，调整免疫平衡，刺激胰岛细胞再生，为糖尿病的康复，逆转糖尿病的并发症提供了最有效的治疗手段。

　　但是，人体个体差异较大，年龄、性别、生活习惯、家族遗传、既往疾病及工作环境等等因素，都会对治疗效果有所影响。所以，治疗中应结合现代医学管理理论、技术、方法和手段，对个体进行健康教育，提高自我管理意识和水平，改善其生活方式相关的健康危险因素，以最小投入获取最大的健康效益。

　　目前生物细胞治疗技术属于自费项目，治疗过程不会影响其他临床治疗。治疗过程中可能存在的风险及并发症，说明如下：

　　1. 发热、困乏等一过性症状（多在回输时或后出现，一般不需要处理，可自行缓解），如出现严重过敏反应，必要时可能会使用过敏抢救相关药物。

　　2. 糖尿病患者在细胞治疗期间，应按照医生的健康管理分析建议，遵从医嘱，合理饮食、适量运动、按时休息、放松心情，给 UC-MSC 创造一个发挥最大作用的内环境。

　　3. 在治疗过程中由于患者特殊情况，患者本人决定更改或停止细胞技术治疗，从而不能达到预期目标和疗效，与本机构无关。

　　4. UC-MSC 治疗技术需要按疗程进行，方可达到预期效果；部分患者未按疗程治疗或不经医生同意随意停药，导致临床指标改善不明显，或出现波动，应当对此有清楚的认识。

　　5. 若病情较重，尚无法预料短期内及治疗期间并发症或意外的发生。

　　本人已充分了解了该技术治疗的目的、方法、程序及治疗可能带给本人的风险和益处，将同意全力配合该疗法，愿意承担由于疾病本身出现的无法预料的意外及并发症，并自愿要求治疗，同时自愿签署知情同意书。

　　如因提供不实信息所引起的健康风险均由本人承担。

患者签字：　　　　授权代表签字：　　　　与患者关系：　　　　医生签字：
日期：　　　　年　　　月　　　日

第十章

脐带间充质干细胞用于 2 型糖尿病的治疗方案

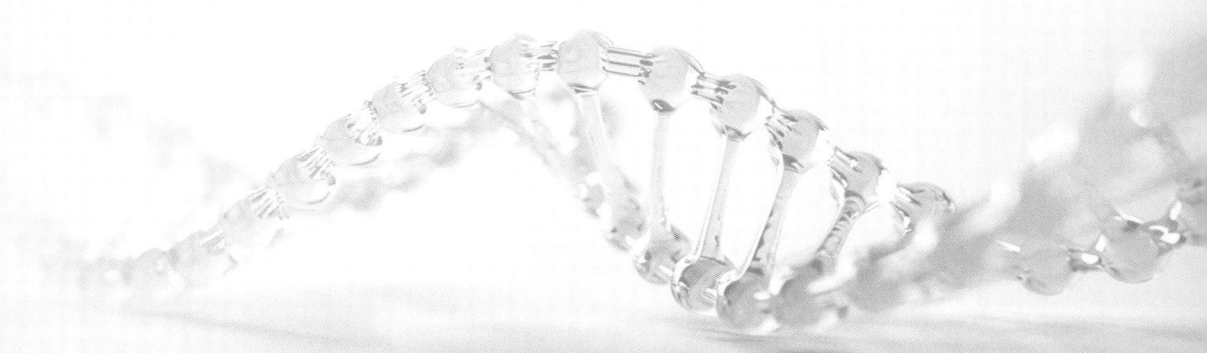

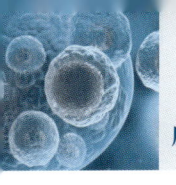

在糖尿病治疗领域，我们不断探索与创新，以期为患者带来更为有效的治疗方案。本章所阐述的 UC-MSC 干预 2 型糖尿病治疗方案，便是我们在这一道路上的一次重要尝试。我们深知，糖尿病作为一种复杂疾病，其治疗需综合考虑多种因素。因此，本方案结合了患者的具体体检报告、体重、年龄、精神状态及并发症等，提出了基础、强化、综合、双重细胞及巩固等多种治疗方案，旨在为患者提供个性化的治疗选择。

当然，我们明白任何治疗方案都需经过临床实践的检验与不断完善。所以，我们诚挚地希望本章内容能够成为细胞制备技术专家及临床医生等交流与参考的素材，共同推动糖尿病治疗领域的发展。我们期待，通过不断的努力与探索，能够为更多糖尿病患者带来健康与希望。

根据患者体检报告中的不同结果，结合患者的体重、年龄、精神状态、有无并发症等因素，选择不同的剂量，提出配合间充质干细胞治疗的健康管理建议方案。

治疗方案包括：

A. 基础治疗方案。

B. 强化治疗方案。

C. 综合治疗方案。

D. 双重细胞治疗方案。

E. 巩固治疗方案。

第一节　基础治疗方案及适应患者

1.UC-MSC 基础治疗方案及跟踪复查

（1）UC-MSC 静脉回输，每个疗程 1 次，单次剂量 <u>FP68107*</u>，每月 1 个疗程，连续 3 个疗程。

（2）最后 1 个疗程结束后 3 个月，复查空腹血糖水平、糖耐量水平、糖化血红蛋白等项目。根据复查结果确定是否需要下一步细胞治疗方案。

（3）观察复查时间为疗程结束后第 12 周、第 24 周、第 48 周。

2. 此方案适应的糖尿病患者类型

2.1 糖尿病前期或早期糖尿病患者

糖尿病前期的诊断标准有：空腹血糖受损（空腹血糖水平在 6.1～7.0 mmol/L）、糖耐量减低（餐后两小时血糖水平在 7.8～11.1 mmol/L）、随机血糖升高（超过 11.1 mmol/L）、糖化血红蛋白升高（大于 5.7% 为异常）、存在糖尿病相关症状（如多饮、多尿、多食和体重下降等）。

由于部分 2 型糖尿病患者发病隐匿，无明显"三多一少"的典型症状，多数在常规体检中发现。这类患者发现时间短，没有出现其他系统异常改变或仅有血糖异常、血脂轻度升高等，多数还没有开始服用降糖药物。

2.2 5 年以内的糖尿病患者

空腹血糖超过 7.0 mmol/L、餐后 2 小时、糖负荷后的 2 小时血糖及随机血糖水平超过 11.1 mmol/L，已经确诊为糖尿病的患者，或伴有轻度血脂异常、视网膜轻度改变、尿蛋白弱阳性，没有明显并发症的患者。

3. 健康管理建议

（1）戒烟限酒，低脂、低糖饮食，食品多样化，增加绿叶蔬菜。

（2）适当增加运动量，需循序渐进，持之以恒。

（3）不熬夜，保证高质量睡眠。

（4）心态放松，心情愉快，排除焦虑。

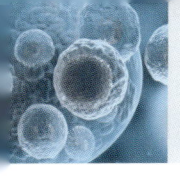

第二节 强化治疗方案及适应患者

1. UC-MSC 强化治疗方案及跟踪复查，此方案分方案 1、方案 2 两种

（1）方案 1：UC-MSC 静脉回输，1 个疗程分两次，两次剂量共 FP1216107*，第 1 天、第 4 天，每月 1 个疗程，连续 3 个疗程。

（2）方案 2：UC-MSC 静脉回输，1 个疗程 1 次，单次剂量 FP68107*，每月 1 个疗程，连续 6 个疗程。

（3）最后 1 个疗程结束后 3 个月，复查空腹血糖、糖化血红蛋白、C 肽，根据检查结果，确定下一步方案。

（4）复查观察时间为疗程结束后第 12 周、第 24 周、第 48 周。

2. 此方案适应的糖尿病患者类型

（1）糖尿病 10 年左右，患者年龄不大，体质较好，有糖尿病家族史，已存在有心脑血管及眼底、肾脏等并发症，如高血压、高血脂、眼底视网膜病变、肾功能异常及下肢血管检查有血栓或血管炎等情况的患者。此类患者常用强化治疗方案（方案 1）。

（2）确诊患糖尿病时间较长，年龄较大，体质较差，合并有心脑血管及眼底、肾脏等并发症，如高血压、高血脂、眼底视网膜病变、肾功能异常及下肢血管检查有血栓或血管炎等情况的患者。此类患者常用强化治疗方案（方案 2）。

3. 健康管理建议

（1）戒烟戒酒，低脂、低糖、低盐饮食，食品多样化，增加绿叶蔬菜；合并痛风时限制高嘌呤食品，如动物内脏、带壳海鲜、豆制品、菌类食物等；多喝水，及时排尿。

（2）适当增加运动量，需循序渐进，持之以恒；切勿剧烈运动，避免加重心脏负担；运动场所应选择负氧离子含量高的环境。

（3）减少夜生活，不熬夜，按时睡觉，保证高质量睡眠。

（4）心态放松不生气，保持乐观心情愉快，排除焦虑，不大喜大悲。

第三节　综合治疗方案及适应患者

1. UC-MSC 综合治疗方案及跟踪复查

此方案含静脉（方案1）+靶向（方案2）+局部（方案3）+经络穴位（方案4）等。

（1）方案1：UC-MSC 静脉回输，1个疗程分两次，两次剂量共 FP1014107*，第1天、第4天，每月1个疗程，连续3个疗程。

（2）方案2：UC-MSC 靶向移植，单次剂量 FP35107*，根据糖尿病患者胰岛功能损伤情况确定剂量，在每个疗程干细胞静脉回输后第7天，通过超声引导，经腹腔镜达胰岛组织进行定点移植，1个疗程1次。

（3）方案3：UC-MSC 局部注射，单次剂量 FP35107*，根据糖尿病足局部溃烂程度及范围确定剂量，在每个疗程干细胞回输的第2次（即第4天），在溃烂部位的周围及皮下注射移植干细胞。

（4）方案4：UC-MSC 穴位注射，单次剂量 FP35107*，根据糖尿病患者周围神经损伤的情况，手足及肢体麻木，肢体感觉异常，耳鸣、听力下降等情况，采用中医穴位活细胞移植的方法，在每个疗程干细胞回输的第2次（即第4天），在感觉异常的局部移植不同剂量的 UC-MSC。

（5）最后1个疗程结束后3个月，复查空腹血糖、糖化血红蛋白、C肽、下肢血管彩超和局部溃疡的恢复情况，或者周围神经功能的恢复情况，根据检查结果确定下一步方案。

（6）复查观察时间为疗程结束后第12周、第24周、第48周。

2. 此方案适应的糖尿病患者类型

（1）糖尿病患者患病时间较长，胰岛功能低下，药物治疗效果不明显，此类患者采用UC-MSC综合治疗方案1+方案2。

（2）糖尿病患者合并糖尿病足，下肢或足部有溃烂长久不愈的患者。此类患者采用UC-MSC综合治疗方案1+方案3。

（3）糖尿病患者合并周围神经损伤，肢体感觉异常、耳鸣、听力下降等患者。此类患者采用UC-MSC综合治疗方案1+方案4。

3. 健康管理建议

（1）戒烟戒酒，低脂、低糖、低盐饮食，食品多样化，增加绿叶蔬菜；合并痛风时限制高嘌呤食品，如动物内脏、带壳海鲜、豆制品、菌类食物等；多喝水，及时排尿。

（2）不泡热水澡，不用过热水泡脚，足部有溃烂时要保持肢体清洁、干燥。有肢体麻木时，应经常活动肢体，避免失用性萎缩。

（3）适当增加运动量，需循序渐进，持之以恒；切勿剧烈运动，避免加重心脏负担；运动场所应选择负氧离子含量高的环境。

（4）减少夜生活，不熬夜，按时睡觉，保证高质量睡眠。

（5）心态放松不生气，保持乐观，心情愉快，排除焦虑，不大喜大悲。

（6）对于靶向精准治疗的患者，1周内禁止洗澡，保持创口的清洁干燥，防止感染。

第四节 双重细胞治疗方案及适应患者

1. 双重细胞治疗方案及跟踪复查：免疫细胞 +UC-MSC

（1）免疫细胞 2~3 个疗程，采集患者或直系亲属的外周血 100 mL，制备免疫细胞 14 天左右，每疗程分 3 次治疗，连续 3 天静脉回输。每月 1 个疗程，连续 3 个疗程。

（2）免疫细胞最后 1 个疗程结束后 2 个月，复查肿瘤标志物，如果肿瘤标志物已恢复正常，可开始 UC-MSC 的治疗。

（3）采用干细胞基础治疗方案：

ⅰ. UC-MSC 静脉回输，每疗程 1 次，单次剂量 FP68107*，每月 1 个疗程，连续 3 个疗程。

ⅱ. 最后 1 个疗程结束后 3 个月，复查空腹血糖水平、糖耐量水平、糖化血红蛋白。

ⅲ. 观察复查时间为第 12 周、第 24 周、第 48 周。

2. 此方案适应的糖尿病患者类型

（1）糖尿病合并肿瘤标志物增高的患者，此时不适合立即采用 UC-MSC 治疗，应先采用免疫细胞治疗 2~3 个疗程，每月 1 个疗程，连续 3 个疗程。待疗程结束后，复查肿瘤标志物恢复正常，可继续干细胞治疗基础方案 3 个疗程。

（2）对部分早期肿瘤患者合并糖尿病，已经手术后多年未复发转移，肿瘤标志物基本正常，这类患者也建议先用免疫细胞治疗 2~3 个疗程，提高了机体免疫功能后，再实施干细胞治疗 3 个疗程。

3. 健康管理建议

（1）戒烟戒酒，低脂、低糖、低盐饮食，不吃腌制食品，食品多样化，增加绿叶蔬菜；合并痛风时限制高嘌呤食品，如动物内脏、带壳海鲜、豆制品、菌类食物等；多喝水，及时排尿。

（2）不泡热水澡，不用过热水泡脚，足部有溃烂时要保持肢体清洁，干燥。有肢体麻木时，应经常活动肢体，避免失用性萎缩。

（3）适当增加运动量，需循序渐进，持之以恒；切勿剧烈运动，避免加重心脏负担；运动场所应选择负氧离子含量高的环境。

（4）减少夜生活，不熬夜，按时睡觉，保证高质量睡眠。

（5）心态放松不生气，保持乐观心情愉快，排除焦虑，不大喜大悲。

第五节　巩固治疗方案

（1）完成第一阶段3个疗程结束后的患者，休息3个月到半年，复查空腹血糖、血脂、糖化血红蛋白、C肽检查、肝功、肾功等项目，根据检查结果，制定下一步巩固治疗方案。

（2）对于轻症患者，各项检查数值好转比较明显，血糖下降比较平稳的患者，可在48周复查后巩固两个疗程，按照基础治疗疗程进行。96周时再进行1个疗程基础治疗方案。即"3+2+1"方案。此方案主要在于促进胰岛 β 细胞再生、减轻胰岛素抵抗，阻止并发症的发生，有望完全缓解糖尿病。

（3）对于年龄较大、病程较长、并发症多、病情较复杂的患者，以及第一阶段疗程结束后，各项异常项目虽有恢复，但恢复较缓慢的患者，间隔1年左右，再进行1个周期（3个疗程）的基础干细胞治疗，第3年也需进行3个疗程细胞治疗，即"3+3+3"方案。此方案主要是

修复受损胰岛 β 细胞，增加胰岛素分泌，减轻胰岛素抵抗，防止并发症加重，提高生活质量。

（4）健康管理建议，与综合治疗方案基本相同。

（特殊说明：鉴于临床安全考虑及知识产权问题，本章内凡带有 * 标志的内容均做了加密处理。如有需要可与出版方联系。）

第十一章

脐带间充质干细胞治疗后可能出现的不良反应及注意事项

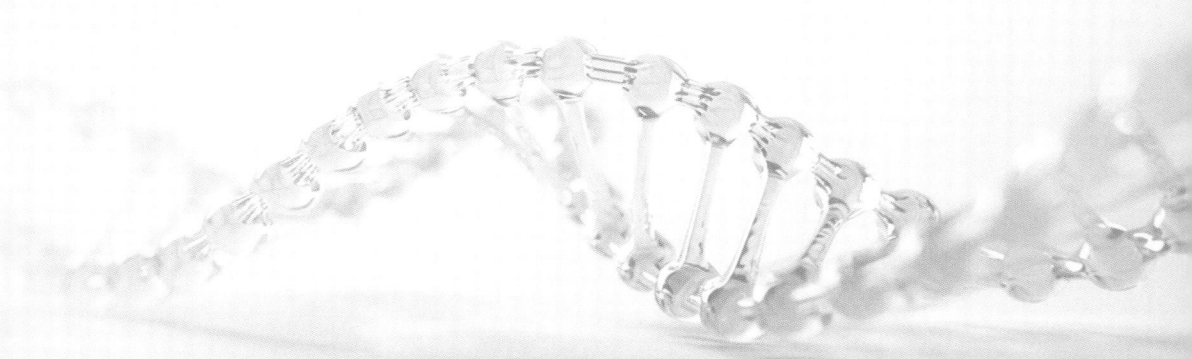

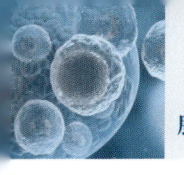

在 UC-MSC 治疗糖尿病的临床研究中，安全性及毒副作用，都是研究人员非常关注的内容。

干细胞来源于严格筛选的供体，经过了特定的严格制备手段，具有较高的相容性和低免疫原性，能够减少排异反应和感染风险。这也使得干细胞治疗成了一种安全可靠的医疗选择。

经过五年多、数百例糖尿病患者的临床验证，也参考了国际、国内公开发表的临床研究数据，发现大多数患者没有明显不适感，部分患者存在一些轻微的不良反应，但均未出现严重不良反应。

第一节 UC-MSC 治疗后可能出现的不良反应

常见的不良反应及处置方法：

轻微发热：细胞回输后 3 天内部分患者体温轻度升高，一般不超过 37.5℃。1~3 天内逐渐降低，无需特殊处理。

类似感冒症状：有些患者出现轻度肌肉酸困、疼痛，2~3 天逐渐恢复，无需特殊处理。

皮肤瘙痒：个别患者在细胞治疗几小时后，感到皮肤轻度瘙痒，1~2 天后逐渐减轻消失，无需特殊处理。

头晕、头胀、肢体乏力：部分患者回输后感到头晕、头胀，基本在 1~2 天内逐渐消失；有些微循环受损的患者可能会有肢体乏力的感觉，这些感觉在 1 周左右逐渐减轻，恢复正常，无需特殊处理。

发困、嗜睡或精神兴奋：少数平时睡眠较差的患者，回输后大多出现困乏感，睡眠明显好转；个别患者出现精神兴奋，晚上很清醒、睡不着，无需特殊处理。

遇到特殊情况时，及时与主治医生联系，酌情对症处理。

第二节　糖尿病患者 UC-MSC 细胞治疗前注意事项

序号	治疗前注意事项
1	干细胞治疗前 3 天严格忌酒，避免血液中酒精含量过高，影响回输细胞的活性
2	干细胞治疗前 3 天以清淡、易消化饮食为主，不进油腻食物或暴饮暴食
3	干细胞治疗前 3 天，可坚持一般运动量，勿剧烈运动，尽量不要熬夜，保证睡眠质量
4	细胞回输当天正常进食，无需空腹，避免低血糖发生

第三节　糖尿病患者 UC-MSC 细胞治疗后注意事项

序号	治疗后注意事项
1	干细胞治疗后 1 周内，可做适量活动，不要参加剧烈运动，尽量不要熬夜，保证睡眠质量
2	干细胞治疗后两周内应忌酒，尽量少吸烟，能戒烟最好，为输入的干细胞保持一个清洁的内环境
3	干细胞治疗后 1 周内不可蒸桑拿，不可泡温泉、矿物盐浴
4	干细胞治疗后 1 个月内避免强烈阳光照射、室外活动选择阳光相对柔和时进行
5	尽量不要用热水泡脚，避免因微循环障碍而发生足部溃疡和坏疽
6	干细胞治疗后两个月内避免接受 X 线检查（除特殊健康问题）
7	长期坚持按照糖尿病低糖、低脂饮食进餐，不得暴饮暴食
8	干细胞治疗后不可私自随意停用糖尿病治疗药物，如有需要先征求医生意见
9	细胞治疗期间如有任何不适，及时与医生沟通，在医生的建议下，采用合适的措施，调整生活方式及药物

注：干细胞的输注和平时的输液是一样的，输注过程中因个体差异极个别会有轻度发热和过敏反应，但都是轻微的，短期内会得到缓解

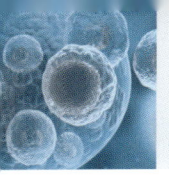

第四节　UC-MSC干预2型糖尿病专家评估报告及健康管理体系

UC-MSC干预2型糖尿病专家评估报告及健康管理体系（模板）

尊贵的XXX先生/女士：

　　根据您的检查报告与询诊等资料，经过我们专家团队的研究讨论和评估，特制定以下方案，供您参考！

·患者基本情况

姓名	性别	年龄	住址	电话	编号

询诊经要：

·主要异常指标摘录

检查项目	检查结果

·健康状况分析

1. _____
2. _____
3. _____

陕西富平综合细胞库医学部

脐带间充质干细胞治疗后可能出现的不良反应及注意事项　第十一章

UC-MSC 干预 2 型糖尿病专家评估报告及健康管理体系（模板）

· 健康状况分析

4. _____

5. _____

6. _____

· 循证医学提示

· 生物安全提示

· 个体差异提示

陕西富平综合细胞库医学部

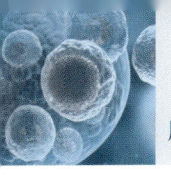

UC-MSC 干预 2 型糖尿病专家评估报告及健康管理体系（模板）

· 有效评价提示

· 个体化订制治疗方案

方案名称	细胞要求	治疗疗程	注意事项	备注

· 专家会签

日期：
细胞制备专家签字：
主治医生签字：
审核专家签字：
方案执行人签字：

打造中国最具影响力的高精尖的生物高科技企业

祝您健康

陕西富平综合细胞库医学部

第十二章

脐带间充质干细胞治疗 2 型糖尿病期间的膳食结构

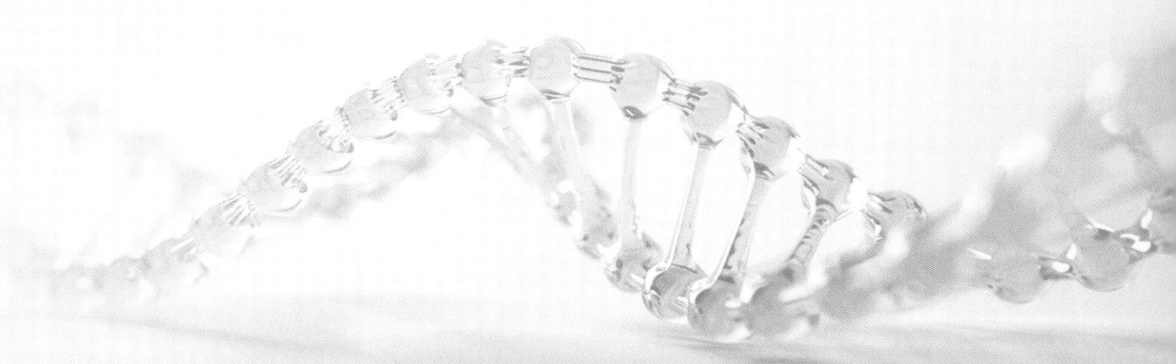

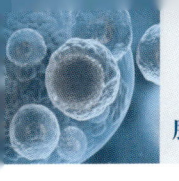

随着现代社会生活节奏的日益加快，人们的饮食习惯正经历着新一轮的变革，与此同时，对健康饮食的重视程度也在不断提升。2型糖尿病，作为一种慢性代谢性疾病，已经跃升为全球性的健康焦点问题。该病以胰岛素抵抗和胰岛素分泌不足为典型特征，长期的高血糖状态可能诱发心血管疾病、肾病、眼病等一系列严重并发症，对患者的日常生活质量构成严重威胁。

在应对2型糖尿病的管理策略中，除了探索如UC-MSC治疗等前沿医疗手段外，生活方式的积极调整同样占据着举足轻重的地位。特别是饮食与运动两个方面，通过制定与患者生活方式相契合的饮食计划，能够有效辅助控制血糖水平。这要求我们在膳食结构上做出优化，并结合适量的运动来辅助治疗，从而减轻胰岛素抵抗现象，减少对药物的过度依赖，进而全面提升患者的整体健康状况，力求达到更为理想的治疗效果。

第一节　2型糖尿病膳食指导

1. 膳食指导辅助2型糖尿病治疗的原理

（1）通过饮食进行热量控制。肥胖是2型糖尿病的一个重要危险因素，通过膳食指导，调整饮食结构，可以控制总热量摄入，避免能量过剩导致体重增加。

（2）通过饮食进行血糖管理。通过膳食指导，选择低升糖指数（GI）的食物，有助于维持血糖稳定。膳食指导可以控制碳水化合物的摄入量，增加复合碳水化合物的摄入。

（3）通过定时定量饮食调节胰岛素分泌，避免血糖波动过大，而定量进食可以避免过量进食导致的血糖升高。

（4）通过膳食指导，确保摄入的营养均衡，摄入足够的膳食纤维、优质蛋白质和健康脂肪，以促进整体健康。

2. 2型糖尿病膳食指导的治疗前景

2.1 生活方式干预

结合运动和健康饮食，有助于患者有效控制血糖，甚至逆转病情。与此同时，生活方式的改变比药物治疗更安全，副作用更少，长期坚持效果可能更好。

2.2 科学研究进展

研究表明，通过严格的饮食控制和适量运动，可以缓解部分2型糖尿病患者的病情，即在不使用药物的情况下，亦可达到正常血糖水平。现如今，新兴的营养学研究正在探索规律且健康的饮食模式，如地中海饮食、低碳水化合物饮食等。

2.3 个性化饮食建议

随着营养基因组学的发展，未来可能基于个人的遗传特征、代谢状态和生活习惯，为患者提供更加个性化的"一对一"饮食指导，能够更有效地帮助个体管理和预防糖尿病。

2.4 技术进步

移动应用和智能设备的普及，使得自我监测血糖和追踪饮食变得更加容易，有助于提高患者对饮食指导的依从性。

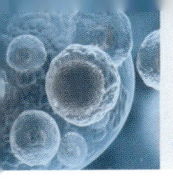

第二节 膳食结构建议基本原则

1. 基本原则

1.1 能量和营养素对 T2DM 的影响

患者应控制总能量摄入，避免能量过剩导致体重增加和胰岛素抵抗加重。同时，应确保各种营养素的均衡摄入，以满足身体的正常需求。

1.2 低 GI 饮食

低 GI 食物在胃肠道内消化和吸收较慢，可以延长餐后血糖升高的时间，有助于控制血糖水平。患者应多选择低 GI 食物，如全谷物、豆类、蔬菜等。

1.3 均衡营养

患者应合理搭配碳水化合物、蛋白质、脂肪等营养素的比例，确保营养均衡。碳水化合物应占总能量的 50%～60%，蛋白质占 15%～20%，脂肪占 20%～30%。

1.4 高纤维摄入

高纤维食物可以增加饱腹感，减少能量摄入，同时有助于降低血糖和胆固醇水平。患者应多摄入蔬菜、全谷物、豆类等富含纤维的食物。

1.5 平衡膳食，吃动平衡，维持健康体重

在日常饮食中，应摄取适量的碳水化合物、蛋白质、脂肪、维生素

和矿物质等营养素。通过合理的饮食和适量的运动来保持能量摄入与消耗的平衡，避免能量过剩或不足，以维持健康体重。

1.6 主食不过量，粗细搭配，提升低血糖生成指数主食摄入

主食是膳食中能量的主要来源，过量摄入会导致能量过剩。在主食的选择上，应尽量选择低 GI 的食物，如糙米、全麦面包等，这些食物有助于稳定血糖水平。

1.7 动物性食物要适量，限制摄入加工肉类

动物性食物是优质蛋白质、铁、锌等营养素的重要来源，过量摄入会增加饱和脂肪和胆固醇的摄入，对健康不利。而加工肉类通常含有较高的盐、脂肪和添加剂，因此应限制其摄入。

2. 2 型糖尿病患者的营养需求

2.1 碳水化合物选择

患者应选择复杂碳水化合物，如全谷物、糙米、燕麦等，避免摄入过多精制糖和精制谷物。

2.2 蛋白质来源

患者应选择优质蛋白质来源，如鱼、禽肉、豆制品等，限制红肉和加工肉类的摄入。

2.3 健康脂肪

患者应多摄入富含不饱和脂肪酸的食物，如橄榄油、坚果、鱼类等。橄榄油可以用于烹饪和调味；坚果可以作为零食或加入沙拉中；鱼类可以每周摄入 2~3 次。

2.4 蔬果摄入

患者应多样化选择蔬菜和水果，确保摄入足够的维生素和矿物质。

2.5 水分与饮品

患者应充足饮水,每天至少饮用 8 杯水(约 2000 mL)。同时,应限制含糖饮料和酒精的摄入,避免对血糖水平产生不良影响。

第三节　2 型糖尿病日常饮食具体建议

1. 不同季节的饮食搭配

1.1 春　季

增加新鲜蔬菜的摄入,如春笋、芦笋等,富含膳食纤维和微量元素。水果以草莓、樱桃等低 GI 值水果为主。

1.2 夏　季

多吃绿叶蔬菜,如菠菜、油麦菜、白菜等,补充维生素和水分。水果以西瓜、葡萄等夏季时令水果为主,但需注意摄入量。

1.3 秋　季

食用南瓜、山药等根茎类蔬菜,富含膳食纤维和矿物质。水果以苹果、梨等秋季时令水果为主。

1.4 冬　季

增加根茎类蔬菜的摄入,如萝卜、土豆等,同时可适量食用坚果以补充能量。

水果以柚子、柑橘等冬季时令水果为主。

注意:以上建议仅供参考,具体饮食计划应根据患者的年龄、体重、劳动强度等因素进行个性化调整。同时,患者应定期监测血糖水平,根据血糖变化调整饮食计划。如有需要,请及时咨询专业医生或营养师。

2. 2型糖尿病三餐饮食建议

2.1 早　餐

早餐是一天中最重要的一餐，它为我们提供了一天开始所需的能量和营养。

A. 食物选择

燕麦粥（50克干燕麦）：选择无糖或低糖版本，煮成粥状。

蓝莓（50克）：新鲜或冷冻均可，提供丰富的抗氧化剂。

坚果（如杏仁、核桃，共20克）：提供健康脂肪和蛋白质。

低脂牛奶/豆浆（200 mL）：根据个人口味选择，为早餐增添钙质和蛋白质。

B. 营养价值

燕麦粥的β-葡聚糖有助于降低胆固醇，稳定血糖。

蓝莓的抗氧化剂有助于抵抗炎症，维护健康。

坚果的不饱和脂肪酸对心血管健康有益。

牛奶/豆浆的蛋白质和钙质对骨骼和肌肉健康至关重要。

C. 升糖指数

整体而言，这份早餐的升糖指数较低，适合糖尿病患者食用，有助于稳定血糖。

2.2 午　餐

午餐应该提供足够的能量和营养，以支持下午的活动。

A. 食物选择

烤鸡胸肉（100克）：去皮，用橄榄油和香草烤制。

混合绿叶蔬菜（如菠菜、生菜，共100克）：洗净，可搭配橄榄油醋汁调味。

樱桃番茄（50克）和黄瓜（100克）：最好生吃，为午餐增添色彩和口感。

橄榄油醋汁（适量）：用橄榄油、醋、蒜和香草调制的低脂调味汁。

B. 营养价值

鸡胸肉提供高质量的蛋白质，有助于肌肉维护。

绿叶蔬菜富含维生素、矿物质和膳食纤维，有助于增加饱腹感。

樱桃番茄和黄瓜提供额外的维生素和矿物质，同时热量较低。

橄榄油的单不饱和脂肪酸有益心血管健康。

C. 升糖指数

蔬菜和鸡胸肉均为低 GI 食物，有助于维持血糖稳定。

2.3 晚　餐

晚餐应轻松、易消化，避免过度油腻和重口味的食物。

A. 食物选择

蒸鲈鱼（150 克）：选用新鲜鲈鱼，清蒸以保持原汁原味。

糙米（100 克）：煮熟，作为主食提供能量。

清炒时蔬（如菠菜、西兰花等，共 200 克）：用少量橄榄油和蒜炒制，保持蔬菜的原味和营养。

B. 营养价值

鲈鱼的 Omega-3 脂肪酸有助于降低心血管疾病风险。

糙米作为复杂碳水化合物，提供缓慢释放的能量，避免血糖快速升高。

菠菜和西兰花富含维生素、矿物质和膳食纤维，有助于维持肠道健康。

C. 升糖指数

糙米为中低 GI 食物，搭配蔬菜和鱼肉，整体 GI 不高，适合糖尿病患者食用。

2.4 零食与饮品

A. 零　食

未加工坚果（如杏仁、核桃，共 30 克）：作为健康零食，提供健康脂肪和蛋白质。

低糖/无糖酸奶（150 克）：补充钙质和益生菌，促进肠道健康。

B. 饮　品

水：每天至少饮用 8 杯（约 2 L）水，保持身体水分平衡。

无糖茶饮：根据个人口味选择，提供抗氧化剂和多种健康益处。

柠檬水（适量）：用新鲜柠檬切片泡水，增加饮水乐趣，促进消化。

通过合理的饮食规划，我们可以确保身体获得足够的营养和能量，同时维持健康的血糖水平。

第十三章

脐带间充质干细胞治疗 2 型糖尿病期间的运动疗法

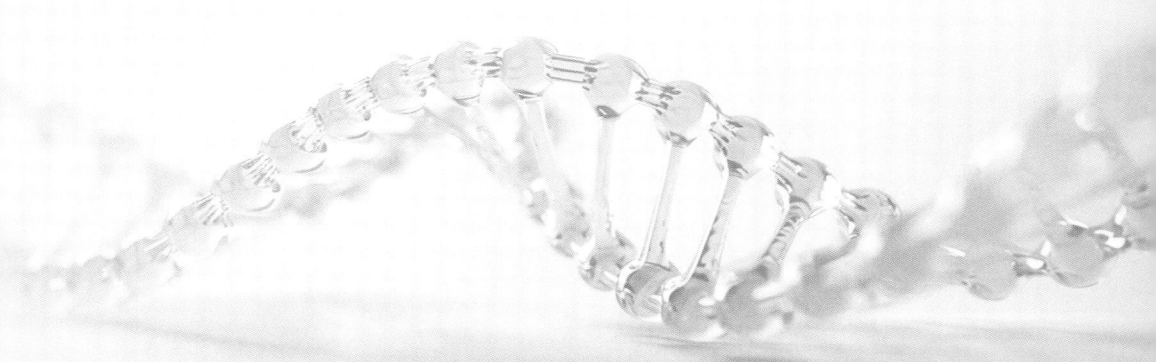

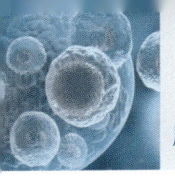

生命因运动而焕发活力，运动疗法作为糖尿病综合治疗方案中的核心环节，与饮食管理紧密相连，两者协同作用，方能产生倍增的效益。坚持规律且适度的运动，将为您的健康带来无尽的福祉，同时，对于接受生物技术如 UC-MSC 治疗 2 型糖尿病的患者而言，科学的运动也是不可或缺的辅助手段。

运动在调节血糖方面发挥着关键作用：运动初期，身体首先利用肌肉和脂肪中储存的糖原转化为葡萄糖以供能；随着这些储备能源的消耗，血糖逐渐成为运动所需的主要能量来源，导致血糖水平在运动持续一段时间后开始下降；运动结束后，肌肉和肝脏会积极吸收大量葡萄糖，重新转化为糖原以补充消耗，从而促使血糖持续降低。此外，运动还能增强胰岛素的敏感性，提升其降糖效果，甚至有助于减少药物的使用量。

运动带来的益处远不止于此。它还能助力减肥，纠正血脂异常，降低血压并增强血管弹性，有效预防高血压；同时，运动还能锻炼心肺功能，预防骨质疏松，愉悦身心，缓解紧张情绪，全面提升生活质量。

更为重要的是，运动能够调节人体的神经系统、内分泌系统和免疫系统，增强机体的抵抗力，将糖尿病患者面临的感染性疾病风险降至最低。运动疗法的独特价值是单纯饮食和药物治疗所无法替代的，它还能有效弥补这两者的不足。

运动疗法的形式丰富多样，无论是跑步、游泳、打球、爬山、跳舞、做操还是打太极拳，都有益于身心健康。对于老年人及心血管疾病患者而言，散步无疑是一种理想的运动方式，尤其是在饭后散步，既简单易行又不受场地和设施的限制。

运动前的准备

（1）首先进行一次全面的体格检查，检查内容包括：血糖、糖化血红蛋白、血压、心电图、心肝肾肺功能、眼底、神经系统、周围血管等。这样可以了解自己目前身体健康状况，判断各脏器功能是否适合运动。咨询医生目前的病情是否适合运动以及适宜的运动强度和方法。

（2）选择合适的运动装备很关键。挑选合脚、密闭又透气的运动鞋，防异物伤脚，保持干爽。配柔软吸汗棉袜，增舒适，吸汗水。选择合适的运动服，兼顾喜好与需求。装备齐全，让每次锻炼都舒适高效，尽享运动乐趣。

（3）糖尿病患者一定要携带"糖尿病患者求助卡"和糖类食品，尤其在运动时，若出现低血糖意外可以自救或求救于他人。

运动过程中注意事项

运动前的热身环节至关重要：在正式启动运动程序之前，建议进行15分钟的热身活动。你可以通过伸腰、抬腿、慢走等轻柔动作，让肌肉逐渐进入活跃状态，为接下来的运动做好充分准备，从而有效避免肌肉拉伤的风险。

在运动过程中，持续时间需把控得当：一般而言，运动应保持在20~30分钟的范围内。然而，对于初学者或长时间未进行运动的人来说，可以从5~10分钟的短时运动开始，逐步增加至推荐的20~30分钟，以确保身体能够适应并受益于运动。

运动后的放松恢复同样重要：当运动结束时，切勿骤然停止，应安排10分钟的放松运动，让身体逐渐减缓节奏，之后坐下休息。此外，在运动时间的选择上也有讲究，为了防范低血糖的发生，建议尽量在餐后0.5~1小时进行运动。此时，血糖水平相对较高，能够降低低血糖的风险。

运动疗法禁忌证

对于病情控制不佳、血糖波动明显、有急性并发症或慢性并发症进展（如严重心血管系统疾病、肾功能不全、增殖期视网膜病变、严重下肢大血管病变、自主神经病变等）不适宜运动疗法的患者，待病情稳定后，考虑制定相应的运动方案。

总之，糖尿病运动疗法的实施需高度个性化，需根据患者的体质、病情、年龄及日常习惯等因素，精心设计运动计划。在运动过程中，患者不仅要关注运动的安全性与效果，还应密切监测身体反应，确保运动既不过度也不欠缺。同时，糖尿病的管理是一个多维度的过程。除了运动疗法，患者还需严格控制饮食，遵循医嘱合理用药，这些都是控制病情不可或缺的环节。同时 MSC 治疗作为新兴疗法，与运动疗法相结合，可能为患者带来更为显著的治疗效果。MSC 治疗通过修复胰岛功能、改善胰岛素抵抗，与运动疗法协同作用，共同降低血糖，减少并发症风险，提升患者的生活质量。因此，糖尿病患者应综合考虑多种治疗手段，制定全面的管理计划，以更好地应对这一慢性疾病。

第十四章

脐带间充质干细胞治疗 2 型糖尿病的疗效评估方法与标准

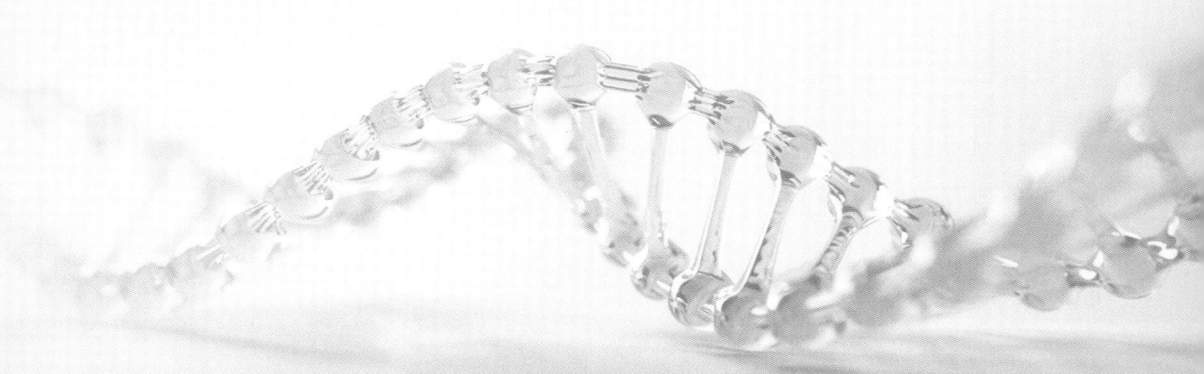

糖尿病是一种慢性终身性疾病，早期正确的治疗方法是提高达标率的关键手段。培养健康的生活方式、合理饮食、体重管理、适量运动和良好的睡眠习惯，对糖尿病的控制也至关重要。

除了传统的治疗方法外，各国医疗机构也在不断探索新的治疗方法。例如基因治疗、干细胞治疗等前沿技术，这些为糖尿病患者提供了新的治疗选择。这些新技术不仅有望从根本上解决糖尿病的成因，还非常有希望达到临床治愈的目的。

研究结果表明，脐带间充质干细胞（UC-MSC）治疗在大多数案例中，可以作为一种长期的解决方案。在12个月的随访期内，UC-MSC治疗能显著减少患者对胰岛素的依赖，并将空腹血糖水平降至3.9~5.5 mmol/L的正常范围内，平均下降幅度达到45%。

关于HbA1c水平，所有研究均显示，在3个月的随访期内HbA1c水平显著下降，并在随后的12个月随访期间进一步降低，平均下降率为32%。

至于C肽水平，虽然2型糖尿病患者的C肽水平通常呈上升趋势，但在病程进展到一定阶段后也可能出现下降。在接受治疗12个月后，不同研究中患者的C肽水平趋于正常化，其中2项研究显示C肽水平下降了38%，而在4项试验中观察到C肽水平上升了36%。

研究结果显示，在接受干细胞治疗后，患者的平均空腹血糖和HbA1c指标显著改善，C肽水平也逐渐恢复正常。此外，1年的追踪观察期间，患者对胰岛素的需求有所减少。这证明了干细胞治疗在控制糖尿病方面具备极大的可能性，为广大糖尿病患者提供了新的治疗选择。

在此期间，所有参与的受试者均未出现任何严重的不良反应。因此，综合考虑，UC-MSC在糖尿病治疗领域展现出极大的潜力，使得完全不依赖胰岛素的治疗方案不再是遥不可及的梦想，而是逐渐成为可能的现实。

在我国，科学家们还用 UC-MSC 治疗了 17 例糖尿病视网膜病变患者，通过治疗后视力功能的评估，发现这些患者的黄斑水肿及视网膜血管的渗漏均得到了显著改善。

在经历长期的治疗和康复后，糖尿病患者的病情和生活质量往往得到显著改善。但关于糖尿病治愈的诊断标准与方法仍存在诸多争议。本章旨在探讨 UC-MSC 治疗 2 型糖尿病的好转、治愈标准与方法，以期为临床实践和患者康复管理提供参考。

第一节　糖尿病症状好转

1. 饥饿感降低

得了糖尿病之后有一个非常明显的特征，那就是进食量增大，人却开始急速的消瘦。这是因为我们身体摄入的一些糖类物质没有办法被分解利用，就会让患者源源不断地产生饥饿感，从而使进食量增大。如果不再经常感觉到十分饥饿，慢慢能控制住自己的饮食，那么此时可能说明体内的血糖已经开始逐渐稳定，病情就开始逐渐缓解了。

2. 尿量逐渐正常

患上糖尿病后，由于此时高血糖水平会引起肾小管的渗透压变高，肾小管吸收水分的作用和能力会受到一定的阻碍，大量的水分无法被吸收，进入膀胱之后会形成大量尿液，排尿的次数随之增多。如果发现排尿的次数开始慢慢减少，甚至恢复到之前的正常水平，那就说明血糖可能已经逐渐降低，并且控制在稳定水平了。

3. 口渴口干减轻

口渴是由于血糖升高导致血液渗透压增大而引起的明显症状，此时人体需要快速的补充水分来平衡和稳定渗透压，就会表现为口渴口干。当血糖水平经过治疗开始慢慢地恢复正常和稳定之后，我们血液当中的渗透压也能够保持稳定和平衡，此类症状就会明显减轻。

第二节 糖尿病的临床治愈标准

糖尿病患者在不吃药不打针的情况下满足以下条件即视为治愈。

（1）空腹血糖和餐后血糖长期保持或接近正常值范围；连续空腹血糖水平在正常范围内（小于 5.6 mmol/L）。随机血糖水平在正常范围内（小于 7.8 mmol/L），没有糖尿病症状。

（2）连续两次糖化血红蛋白 A1c（HbA1c）在正常范围内（小于 5.7%）。作为糖尿病治疗达标的"金标准"，HbA1c 的监测已成为国际上公认的糖尿病治疗措施中一个不可或缺的部分。目前推荐糖尿病患者每 3 个月监测一次 HbA1c。

（3）目标范围内时间（TIR）指的是糖尿病患者在一天（24 小时）之中，血糖控制在合理（目标）范围内（3.9～10.0 mmol/L）的时间，并且，TIR 还衍生出了另外两个概念——高于目标范围时间（TAR）、低于目标范围时间（TBR），分别表示系统性能指标超出和低于目标范围的时间占比。TIR、TAR 和 TBR 共同构成了一个完整的性能指标体系，为系统性能的全面评估提供了可能。结合使用这两种指标可以更全面地呈现血糖控制状况。有效且安全的血糖控制目标是减少 TBR 和 TAR，从而增加 TIR。TIR 是国内外各大医学科研机构最新指南所推崇的血糖监测的关键指标之一，能够更全面地展现患者的血糖控制情况，是 HbA1c 的重要补充。

（4）血压保持正常。正常血压值一般收缩压波动在 90～139mmHg，舒张压波动在 60～89mmHg。女性相对于男性正常血压值一般稍偏低。

（5）在不需要用药或其他持续治疗的情况下，血糖稳定在正常水平，持续至少 1 年，不发生各种急慢性并发症。

（6）体重维持在理想范围内，体重指数（BMI）是一个常用的指标，通过一个人的体重（kg）除以其身高的平方（m^2）来计算，18.5～23.9 kg/m^2 为正常范围。

（7）糖尿病患者能胜任适当的工作与学习，参加社会活动，享受与正常人一样的优质生活。通常情况下 C 肽正常值为 0.8～4.2 ng/mL，如果患者餐后两小时的 C 肽值能达到餐前的 3～5 倍就说明患者的胰腺功能基本恢复。

（8）正常饮食，无需控制；四肢有力、体力旺盛、精力充沛；无三多一少，无任何并发症及并发症的征兆，维持时间长达 5 年以上。

总之，逆转糖尿病，各项指标的检测符合正常并停药才是金标准。因糖尿病可并发多系统损害，包括眼睛、肾脏、神经、心脏和血管等组织器官的慢性进行性病变，以及功能减退和衰竭，所以针对不同类型的糖尿病，临床治愈后，进行检查和评估的标值数据也有不同，根据糖尿病的类型和并发症状来确诊病情康复的情况。

第三节　糖尿病并发症康复评定条件

1. 糖尿病肾病康复评定

通过尿常规、肾功能、肾脏超声检查等手段，再结合患者病史、临床表现及肾组织病理学检查结果初步确定病情的好转。微量蛋白检验作为糖尿病肾病早期诊断和病情评估的重要手段，具有重要的临床应用价值。

（1）最基本的是尿常规检查。检查有无蛋白尿。尿常规检查可以检测尿液中的蛋白质、红细胞等。尿微量白蛋白正常的参考值为：成年男性小于 20 mg/L，成年女性小于 30 mg/L。

（2）糖耐量检查正常范围：

i. 空腹 3.9 ~ 6.1 mmol/L；

ii. 60 分钟 6.7 ~ 9.5 mmol/L；

iii. 120 分钟 ≤ 7.8 mmol/L；

iv. 180 分钟 3.9 ~ 6.1 mmol/L。

（3）水肿减轻或消失。糖尿病肾病根据严重程度可以分为 I ~ V 期，其中 I ~ II 期的患者肾小球的滤过率一般正常或者稍高于正常值，此时通常不会出现较为明显的水肿症状。而进入 III ~ IV 期的患者肾小球的病变更加严重，此时尿蛋白明显增多，水肿症状显现或加重，出现持续蛋白尿（>0.5 克 / 天），病程往往超过 10 年。治疗好转后，患者水肿症状就会减轻或消失。

（4）肾功能检查。通过血清肌酐、尿素氮等指标，可反映肾脏排泄功能；检测尿液中的蛋白质、红细胞等成分，评估肾脏滤过功能；超声、CT、MRI 等，可观察肾脏形态结构，判断肾脏恢复情况。

（5）血压控制正常。

（6）血脂检测，包括总胆固醇、甘油三酯、高密度脂蛋白等。

2. 糖尿病心脑血管病变康复评定

（1）血糖糖耐量检查。

（2）神经功能测试。神经功能测试是心脑血管康复评定中常用的一种方法，主要包括神经系统体格检查、认知功能评估等。无神经系统损伤情况，肌力、肌张力、平衡能力等指标均无运动障碍。

（3）对生活习惯（如抽烟、饮酒、熬夜）等方面的管控。

（4）影像学检查手段，如 MRI、CT 等，更加准确地评估患者的脑组织情况；心电图指标正常，无心房颤动、心肌肥厚等。

（5）血脂、血压正常。

（6）减轻体重，体重指标达到正常。

（7）微量蛋白尿。微量蛋白尿是指人体在正常情况下，尿中的白蛋白含量极低，尿白蛋白不超过 20 mg/L。

（8）自主功能检查。如休息时心率（坐位）80 次/分；握拳时舒张压反应无过度。无跛行、胸痛、劳力性呼吸困难。

（9）超声检测。颈动脉无粥样硬化。

3. 糖尿病足的康复评定

（1）病史和体格检查。无既往溃疡/截肢史、赤足行走脚部力量和稳定性正常；无踝关节畸形或骨性突出。

（2）神经病变评定。保护性感觉测试，震动觉测试，两点辨别觉、轻触觉、温度觉、跟腱反射等均无异常。

（3）血管病变评定。通过定期监测血压、脉搏、踝肱指数（ABI）等指标，评估治疗效果和病情进展。血压收缩压：正常范围为 90~139 mmHg，舒张压：正常范围为 60~89 mmHg。安静状态下，脉搏正常范围为 60~100 次/分钟，足部脉搏（如足背动脉）应可触及、搏动有力。ABI 是评估下肢动脉病变的重要指标，正常值为 0.9~1.3。

（4）影像学检查。DR、CT、MRI、超声、血管造影等。DR、CT 评估足部骨骼结构、无关节损伤及软组织感染，无足部骨折、脱位、关节间隙狭窄等病变。MRI 评估血管病变、神经病变及软组织感染等。超声检查在糖尿病足的临床诊断中具有重要意义，它能够准确地检测血管和神经病变。血管造影显示血管结构清晰，血流顺畅，神经回声均匀。

（5）糖尿病足皮肤的完整，无肌肉损伤病灶、感染及骨骼破坏。

4. 糖尿病周围神经病变康复评定

感觉神经、运动神经和自主神经功能的体格检查及电生理学评估。

（1）临床体格检查。双腿或双足无麻木感、无烧灼痛、肌肉不抽筋、无刺痛感；皮肤碰到床单时无疼痛、踏入浴盆或准备淋浴时能区分出冷热；步行时，能感觉到双足的存在；足部皮肤不干燥无皲裂，足外观正常，踝反射存在，左右拇指振动觉存在等。

（2）电生理学评定。神经传导速度测定，通过测量神经冲动在神经纤维中的传导速度，可以反映神经纤维的完整性和功能状态。肌肉动作电位检测用于评估糖尿病患者的肌肉功能。通过记录肌肉收缩时产生的电信号，可以了解肌肉的电生理特性及其恢复程度。

此外，还有一些其他的电生理学方法，如心电图、脑电图等，也可用于评估糖尿病患者的心血管和中枢神经系统功能。

5. 糖尿病视网膜病变康复评定

评测方法包括视力检查、视野检查、眼底照相、光学相干断层扫描（OCT）及眼底荧光血管造影等。

（1）视力检查是评估患者视功能的基本指标，包括裸眼视力和矫正视力。成年人的正常视力标准通常为 1.0 以上。然而，由于个体差异和用眼习惯的不同，部分人群的视力可能会略低于 1.0，但仍属于正常范围。老年人的正常视力标准会相应降低。一般来说，60 岁以上的老年人视力在 0.8 以上即可视为正常。

（2）OCT 在眼底疾病诊断中显示出高度准确性，可诊断年龄相关性黄斑病变（AMD）、糖尿病性视网膜病变（DRP）、中心性浆液性脉络膜视网膜病变（CSC）、青光眼；能够检测视网膜微小结构变化，如水肿、萎缩或新生血管；可测量患者视网膜中央凹厚度；可评估视网膜水肿和微血管病变好转的依据。正常人眼的视网膜神经纤维层（RNFL）厚度在 70~100 μm。

糖尿病患者在经历长期的治疗和康复后，其病情和生活质量往往得到显著改善。康复监测管理的重要性在于帮助患者恢复身体功能，提高生活质量，减少并发症的发生。因此，针对糖尿病康复的疗效评估方法与标准具有重要意义。

随着医学技术的不断进步，糖尿病的康复已逐渐成为关注的焦点。一个世纪前，胰岛素的发现曾把糖尿病患者从死亡边缘拉回生命线。如今，细胞疗法再次为糖尿病及其并发症提供新的治疗希望。

路漫漫其修远兮，吾将上下而求索。尽管道路充满挑战，科学家们绝不会停止探索。毕竟，医学治疗的终极目标不是暂时缓解，而是实现彻底治愈。

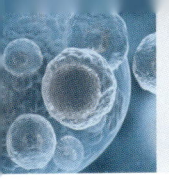

关于《脐带间充质干细胞：制备技术及其在 2 型糖尿病中的应用》的伦理审核报告

《脐带间充质干细胞：制备技术及其在 2 型糖尿病中的应用》编委会：

《脐带间充质干细胞：制备技术及其在 2 型糖尿病中的应用》的研究成果，是当今前沿科学生物技术与临床医学的结合性研究，研究的原料来源于人脐带间充质干细胞，参与者为 2 型糖尿病患者。

此项目是涉及人体的生物医学研究，陕西富平综合细胞库伦理委员会对此项研究的科学性、伦理合理性进行了全程审查，包括对供体脐带、制备试剂、制备过程、参与者筛选等的严格把关，确保此项研究在保护参与者的尊严、安全和合法权益的条件下，促进生物医学研究规范开展。

《脐带间充质干细胞：制备技术及其在 2 型糖尿病中的应用》这项临床研究是涉及人体或人体标本的项目，全部流程及使用的材料、技术转化都符合伦理规范，参与者权益和安全没有受到任何侵犯，本项目符合我国关于伦理相关的政策、法规。

故《脐带间充质干细胞：制备技术及其在 2 型糖尿病中的应用》一致通过伦理委员会的审查。

陕西富平综合细胞库伦理委员会

2024 年 7 月 8 日

参考文献

[1] Mannello, F. and G.A. Tonti. Concise review: no breakthroughs for human mesenchymal and embryonic stem cell culture: conditioned medium, feeder layer, or feeder-free; medium with fetal calf serum, human serum, or enriched plasma; serum-free, serum replacement nonconditioned medium, or ad hoc formula? All that glitters is not gold! Stem Cells Transl Med, 2007, 25(7): 1603–1609.

[2] Landon MB, Spong CY, Thom E, et al. Eunice Kennedy Shriver National Institute of Child Health and Human Development Maternal-Fetal Medicine Units Network. A multicenter, randomized trial of treatment for mild gestational diabetes. N Engl J Med, 2009 Oct 1, 361(14): 1339–48.

[3] Yang W, Lu J, Weng J, et al. China National Diabetes and Metabolic Disorders Study Group. Prevalence of diabetes among men and women in China. N Engl J Med, 2010 Mar 25, 362(12): 1090–101.

[4] Mosna, F., L. Sensebe and M. Krampera. Human bone marrow and adipose tissue mesenchymal stem cells: a user's guide. Stem Cells Dev, 2010, 19(10): 1449–70.

[5] Umpierre D, Ribeiro PA, Kramer CK, et al. Physical activity advice only or structured exercise training and association with HbA1c levels in type 2 diabetes: a systematic review and meta-analysis. JAMA, 2011 May 4, 305(17): 1790–9.

[6] Gottipamula, S., et al. Serum-free media for the production of human mesenchymal stromal cells: a review. Cell Prolif, 2013, 46(6): 608–27.

[7] Xu Y, Wang L, He J, et al. 2010 China Noncommunicable Disease Surveillance Group. Prevalence and control of diabetes in Chinese adults. JAMA, 2013 Sep 4, 310(9): 948–59.

[8] de Mol P, de Vries ST, de Koning EJ, et al. Physical activity at altitude: challenges for people with diabetes: a review. Diabetes Care, 2014 Aug, 37(8): 2404–13.

[9] Shah AD, Langenberg C, Rapsomaniki E, et al. Type 2 diabetes and incidence of cardiovascular diseases: a cohort study in 1.9 million people. Lancet Diabetes Endocrinol, 2015 Feb, 3(2):105–13.

[10] Shih, D.T. and T. Burnouf. Preparation, quality criteria, and properties of human blood platelet lysate supplements for ex vivo stem cell expansion. New Biotechnology, 2015, 32(1): 199–211.

[11] Burnouf, T., et al. Human platelet lysate: Replacing fetal bovine serum as a gold standard for human cell propagation? Biomaterials, 2016, 76: 371–387.

[12] Schoenaker DA, Mishra GD, Callaway LK, et al. The Role of Energy, Nutrients, Foods, and Dietary Patterns in the Development of Gestational Diabetes Mellitus: A Systematic

Review of Observational Studies. Diabetes Care, 2016 Jan, 39(1): 16–23.

[13] Bernardi, M., et al. The production method affects the efficacy of platelet derivatives to expand mesenchymal stromal cells in vitro. Journal of translational medicine, 2017, 15(1): 90.

[14] Myung-Suk Lee, Christine Youn, Jeong Hyun Kim, et al. Enhanced Cell Growth of Adipocyte-Derived Mesenchymal Stem Cells Using Chemically-Defined Serum-Free Media. Int J Mol Sci, 2017 Aug 16, 18(8): 1779. doi: 10.3390/ijms18081779.

[15] Scappaticcio L, Maiorino MI, Bellastella G, et al. Insights into the relationships between diabetes, prediabetes, and cancer. Endocrine, 2017 May, 56(2): 231–239.

[16] Campbell MD, Kime N, McKenna J. Exercise and physical activity in patients with type 1 diabetes. Lancet Diabetes Endocrinol, 2017 Jul, 5(7): 493.

[17] Shanbhag S., et al. Efficacy of Humanized Mesenchymal Stem Cell Cultures for Bone Tissue Engineering: A Systematic Review with a Focus on Platelet Derivatives. Tissue engineering, 2017, 23(6): 552–569.

[18] Karnieli O., et al. A consensus introduction to serum replacements and serum-free media for cellular therapies. Cytotherapy, 2017, 19(2): 155–169.

[19] Elizabeth J Mayer-Davis, Jean M Lawrence, Dana Dabelea, et al. Incidence Trends of Type 1 and Type 2 Diabetes among Youths, 2002–2012. N Engl J Med, 2017, 376(15): 1419–1429.

[20] Bommer C, Heesemann E, Sagalova V, et al. The global economic burden of diabetes in adults aged 20-79 years: a cost-of-illness study. Lancet Diabetes Endocrinol, 2017 Jun, 5(6): 423–430.

[21] Holman RR, Coleman RL, Chan JCN, et al. ACE Study Group. Effects of acarbose on cardiovascular and diabetes outcomes in patients with coronary heart disease and impaired glucose tolerance (ACE): a randomised, double-blind, placebo-controlled trial. Lancet Diabetes Endocrinol, 2017 Nov, 5(11): 877–886.

[22] Dolly Mushahary, Andreas Spittler, Cornelia Kasper, et al. Isolation, cultivation, and characterization of human mesenchymal stem cells. Cytometry, 2018, 93(1): 19–31.

[23] Lowe WL Jr, Scholtens DM, Lowe LP, et al. HAPO Follow-up Study Cooperative Research Group. Association of Gestational Diabetes with Maternal Disorders of Glucose Metabolism and Childhood Adiposity. JAMA, 2018 Sep 11, 320(10): 1005–1016.

[24] Petersen MC, Shulman GI. Mechanisms of Insulin Action and Insulin Resistance. Physiol Rev, 2018 Oct 1, 98(4): 2133–2223.

[25] Julie B Sneddon, Qizhi Tang, Peter Stock, et al. Stem Cell Therapies for Treating Diabetes: Progress and Remaining Challenges. Cell stem cell, 2018, 22(6): 810–823.

[26] Bommer C, Sagalova V, Heesemann E, et al. Global Economic Burden of Diabetes in Adults: Projections From 2015 to 2030. Diabetes Care, 2018 May, 41(5): 963–970.

[27] Piller C. Dubious diagnosis. A war on "prediabetes" has created millions of new patients

and a tempting opportunity for pharma. But how real is the condition? Science, 2019 Mar 8, 363(6431): 1026–1031.

[28] Dianna J Magliano, Rakibul M Islam, Elizabeth L M Barr, et al. Trends in incidence of total or type 2 diabetes: systematic review. BMJ (Online), 2019, 366: 1–12.

[29] Wylie-Rosett J, Hu FB. Nutritional Strategies for Prevention and Management of Diabetes: Consensus and Uncertainties. Diabetes Care, 2019 May, 42(5): 727–730.

[30] Gong Q, Zhang P, Wang J, et al. Da Qing Diabetes Prevention Study Group. Morbidity and mortality after lifestyle intervention for people with impaired glucose tolerance: 30-year results of the Da Qing Diabetes Prevention Outcome Study. Lancet Diabetes Endocrinol, 2019 Jun, 7(6): 452–461.

[31] Wang M, Gong WW, Pan J, et al. Incidence and Time Trends of Type 2 Diabetes Mellitus among Adults in Zhejiang Province, China, 2007–2017. J Diabetes Res, 2020 Jan 20, 2020: 2597953. doi: 10.1155/2020/2597953. eCollection 2020.

[32] Yazhen Zhang, Wenyi Chen, Bing Feng, et al. The Clinical Efficacy and Safety of Stem Cell Therapy for Diabetes Mellitus: A Systematic Review and Meta-Analysis. Aging and disease, 2020, 11(1): 141–153.

[33] Gopika G Nair, Emmanuel S Tzanakakis, Matthias Hebrok. Emerging routes to the generation of functional β-cells for diabetes mellitus cell therapy. Nature Reviews Endocrinology, 2020, 16(9): 506–518.

[34] Gnesin F, Thuesen ACB, Kähler LKA, et al. Metformin monotherapy for adults with type 2 diabetes mellitus. Cochrane Database Syst Rev, 2020 Jun 5, 6(6): CD012906.

[35] Severinsen MCK, Pedersen BK. Muscle-Organ Crosstalk: The Emerging Roles of Myokines. Endocr Rev, 2020 Aug 1, 41(4): 594–609.

[36] Melton, D. The promise of stem cell-derived islet replacement therapy. Diabetologia, 2021, 64(5): 1030–1036.

[37] Sim E.Z., N. Shiraki and S. Kume. Recent progress in pancreatic islet cell therapy. Inflamm Regen, 2021, 41(1): 1.

[38] Satin L.S., S.A. Soleimanpour and E.M. Walker. New Aspects of Diabetes Research and Therapeutic Development. Pharmacol Rev, 2021, 73(3): 1001–1015.

[39] Dixon D. and M. Edmonds. Managing Diabetic Foot Ulcers: Pharmacotherapy for Wound Healing. Drugs (New York, N.Y.), 2021, 81(1): 29–56.

[40] Bui H., L.T. Nguyen and U. Than. Influences of Xeno-Free Media on Mesenchymal Stem Cell Expansion for Clinical Application. Tissue Eng Regen Med, 2021, 18(1): 15–23.

[41] Magliano DJ, Chen L, Islam RM, et al. Trends in the incidence of diagnosed diabetes: a multicountry analysis of aggregate data from 22 million diagnoses in high-income and middle-income settings. Lancet Diabetes Endocrinol, 2021 Apr, 9(4): 203–211.

[42] Wang L, Zhou B, Zhao Z, et al. Body-mass index and obesity in urban and rural China: findings from consecutive nationally representative surveys during 2004–2018. Lancet,

2021 Jul 3, 398(10294): 53–63.

[43] American Diabetes Association Professional Practice Committee. Classification and Diagnosis of Diabetes: Standards of Medical Care in Diabetes-2022. Diabetes Care, 2022 Jan 1, 45(Suppl 1): S17–S38.

[44] Yafei Wua, Guijun Qin, Guixia Wang, et al. Physical Activity,Sedentary Behavior,and the Risk of Cardiovascular Disease in Type 2 Diabetes Mellitus Patients: The MIDiab Study. Engineering, 2023, 20(1): 26–35.

[45] Jiaying Wu, Tuo Li, Meng Guo, et al. Treating a type 2 diabetic patient with impaired pancreatic islet function by personalized endoderm stem cell-derived islet tissue. Cell discovery, 2024, 10(1): 45.

[46] 潘孝仁, 李光伟, 胡英华, 等. 饮食和运动干预治疗对糖尿病发病率的影响——530例糖耐量低减人群六年前瞻性观察. 中华内科杂志, 1995, 02: 108–112.

[47] 王超. 中国成人超重和肥胖及主要危险因素对糖尿病发病的影响. 北京：北京协和医学院, 2014.

[48] 石凌峰, 任宇, 杨新娜, 等. 间充质干细胞治疗糖尿病及其并发症的研究进展. 新医学, 2015, 46(9): 574–579.

[49] 武海滨, 杨丽, 俞敏, 等. 睡眠时间与2型糖尿病关系的研究进展. 中华流行病学杂志, 2017, 38(3): 411–416.

[50] 方朝晖, 仝小林, 段俊国, 等. 糖尿病前期中医药循证临床实践指南. 中医杂志, 2017, 58(3): 268–272.

[51] 李冉冉, 陈亚斌, 仓顺东. 骨髓间充质干细胞移植治疗糖尿病及其并发症的现状及研究进展. 中国糖尿病杂志, 2018, 26(2): 166–169.

[52] 张筱薇. 脂肪间充质干细胞在糖尿病足治疗中的研究进展. 中国美容医学, 2019, 28(10): 165–170.

[53] 贺小宁, 张雅雯, 阮贞, 等. 中国2型糖尿病患者慢性并发症患病率与次均医疗费用研究. 中华内分泌代谢杂志, 2019, 35(3): 200–205.

[54] 段静, 肖星华, 熊丽霞. 间充质干细胞治疗2型糖尿病的机制及研究进展. 中国细胞生物学学报, 2019, 41(3): 516–522.

[55] 张波, 杨文英. 中国糖尿病流行病学及预防展望. 中华糖尿病杂志, 2019, 11(1): 7–10.

[56] 徐驰, 罗晓婷. T2DM的流行现状和危险生活方式研究进展. 赣南医学院学报, 2019, 39(10): 1051–1056.

[57] 谢田琴, 刘建萍. 脐带间充质干细胞在糖尿病治疗中的研究进展. 生命科学, 2020, 32(8): 837–844.

[58] 郑宏庭, 隆敏, 徐勇, 等. 糖尿病并发症发生机制及诊治关键技术研究. 中国科技成果, 2020, 21(19): 68–69.

[59] 谢俊豪, 金百翰, 刘婷婷, 等. 间充质干细胞治疗1型糖尿病的机制及研究进展. 西北国防医学杂志, 2020, 41(12): 727–734.

[60] 李永涛, 姜杨, 张善强, 等. 间充质干细胞对糖尿病及其并发症的治疗应用现状. 齐

齐哈尔医学院学报, 2020, 41(7): 886–887.

[61] 中国营养学会. 中国居民膳食指南科学研究报告（2021）. 北京：人民卫生出版社, 2021.

[62] 中华医学会肾脏病学分会专家组. 糖尿病肾脏疾病临床诊疗中国指南. 中华肾脏病杂志, 2021, 37(3): 255, 304.

[63] 胡青林, 黄平平. 间充质干细胞治疗糖尿病下肢缺血研究进展. 中华细胞与干细胞杂志, 2021, 11(4): 246, 250.

[64] 杜婧, 魏翠英. 间充质干细胞治疗2型糖尿病及其相关并发症的可能机制研究进展. 山东医药, 2021, 61(22): 84, 87.

[65] 中华医学会糖尿病学分会. 中国2型糖尿病防治指南（2020年版）（上）. 中国实用内科杂志, 2021, 41(8): 668, 695.

[66] 中华医学会糖尿病学分会. 中国2型糖尿病防治指南（2020年版）（下）. 中国实用内科杂志, 2021, 41(9): 757, 784.

[67] 中华医学会糖尿病学分会视网膜病变学组. 糖尿病相关眼病防治多学科中国专家共识（2021年版）. 中华糖尿病杂志, 2021, 13(11): 1026, 1042.

[68] 中华医学会糖尿病学分会微血管并发症学组. 中国糖尿病肾脏病防治指南(2021年版). 国际内分泌代谢杂志, 2021, 41(4): 388, 410.

[69] 薛泰骑, 王世东, 陈小愚, 等. 吕仁和分期辨治糖尿病经验阐介. 中医杂志, 2022, 63(5): 412, 415.

[70] 中国医师协会内分泌代谢科医师分会, 国家代谢性疾病临床医学研究中心. 糖尿病分型诊断中国专家共识. 中华糖尿病杂志, 2022, 14(2): 120, 139.

[71] 赵英博, 王鹤, 彭娜, 等. 脐带间充质干细胞治疗糖尿病皮肤损伤的研究进展. 吉林医药学院学报, 2022, 43(4): 290, 293.

[72] 王书韵, 谢君辉, 余学锋. 间充质干细胞治疗糖尿病肾病的作用与机制. 中国组织工程研究, 2022, 26(1): 148, 152.

[73] 中华医学会妇产科学分会产科学组, 中华医学会围产医学分会, 中国妇幼保健协会妊娠合并糖尿病专业委员会. 妊娠期高血糖诊治指南（2022）（第一部分）. 中华妇产科杂志, 2022, 57(1): 3, 12.

[74] 中华医学会内分泌学分会, 中华医学会糖尿病学分会, 中国医师协会内分泌代谢科医师分会. 中国成人糖尿病前期干预的专家共识（2023版）. 中华糖尿病杂志, 2023, 15(6): 484, 494.

[75] 赵红梅, 王华. 间充质干细胞治疗糖尿病周围神经病变的研究进展. 同济大学学报（医学版）, 2023, 44(1): 132, 137.

[76] 张皓承, 哈小琴. 间充质干细胞对糖尿病合并勃起功能障碍治疗的研究进展. 中国男科学杂志, 2024, 38(2): 149, 153.

[77] 郭立新, 王正珍, 纪立农, 等. 中国2型糖尿病运动治疗指南（2024版）. 中国全科医学, 2024, 27(30): 3709, 3738.

[78] 上海市质量技术监督局. 临床细胞治疗技术平台设置基本要求：DB 31/T687-2013.

[2013-03-11].

[79] 中华人民共和国国家质量监督检验检疫总局,中国国家标准化管理委员会.质量管理体系 - 要求:GB/T 19001-2016[2016-09-28].

[80] 深圳市市场监督管理局.细胞制备中心建设与管理规范:SZDB/Z188-2016.[2016-06-14].

[81] 深圳市市场监督管理局.综合细胞库设置和管理规范:SZDB/Z266-2017.[2017-09-12].

[82] 中国生物医药技术协会.细胞库质量管理规范.CMBA/T006-2017.[2017-10-19].

作 品 声 明

《脐带间充质干细胞：制备技术及其在 2 型糖尿病中的应用》是陕西富平综合细胞库专家根据 5 年工作实践，组织 30 余位专家撰写的专业性较强的科技类专著。其版权归陕西富平综合细胞库所有，任何单位和个人不得盗取其中文字、图表及数据，不得对本书中的任何组成部分（包括作品页面、作品段落、作品内容等）进行使用、复制、修改、抄录、转载、销售等，凡侵犯陕西富平综合细胞库版权等知识产权者，将追究其法律责任。

陕西富平综合细胞库
2024年7月18日

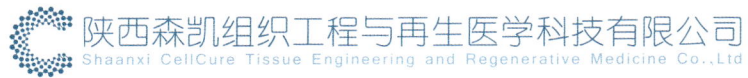

企业简介

陕西森凯组织工程与再生医学科技有限公司于2016年9月在富阎产业合作园区成立。公司以生物资源存储、再生医学科研、细胞实验试剂研发、细胞药物研发、细胞技术服务、临床医学转化、合成生物、医学康复产业等为核心业务,是一家专注于再生医学研究的高新技术企业。

企业实景

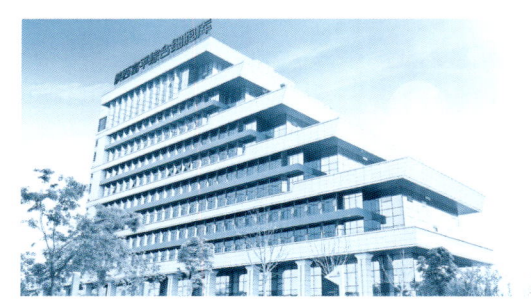
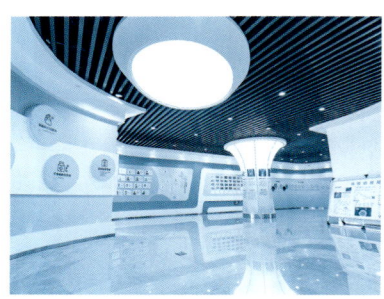
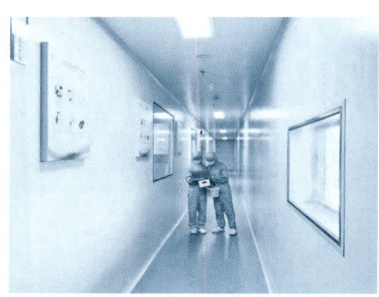
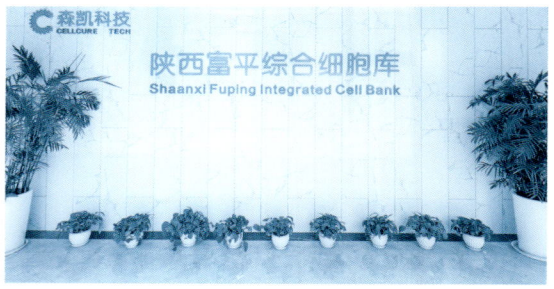
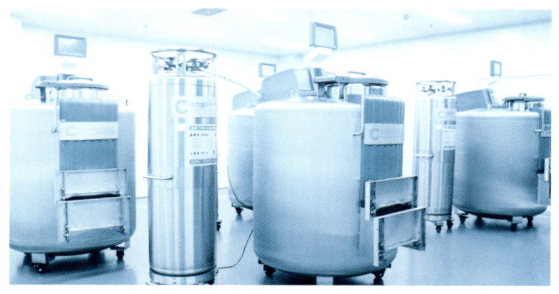
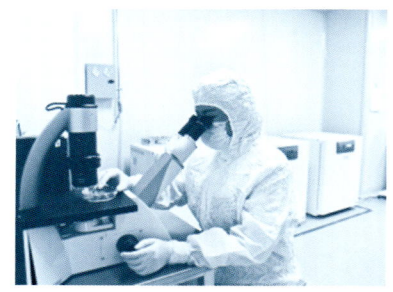

科研成果

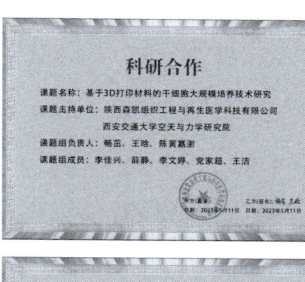
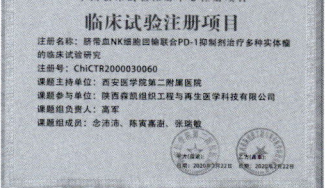
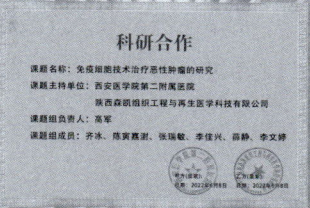
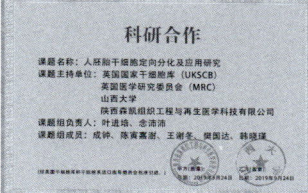
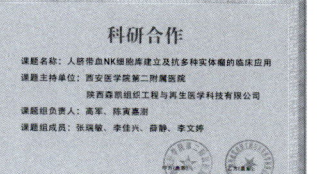
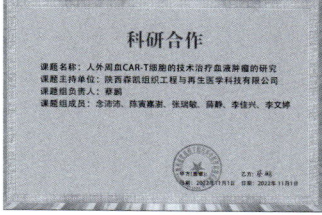
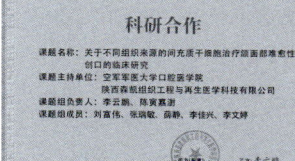
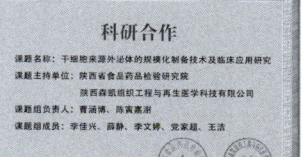
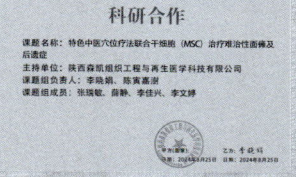
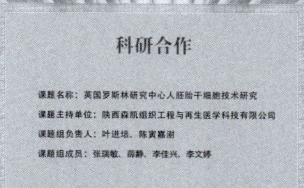
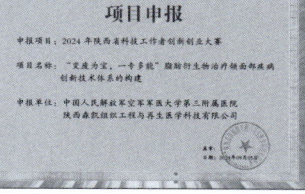
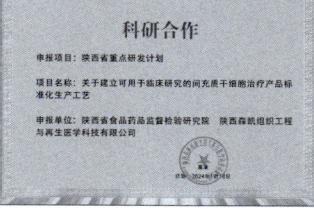
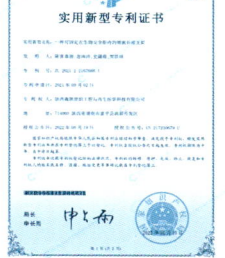
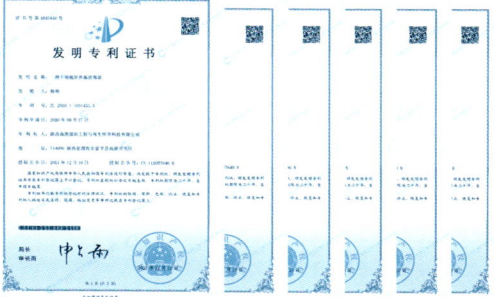

十佳项目

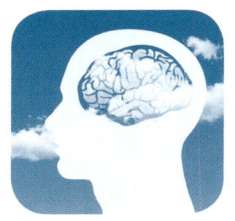 脑卒中后遗症临床服务

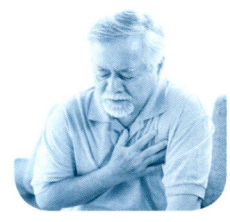 慢病服务（糖尿病、高血压等）

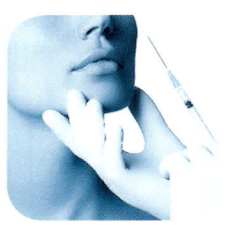 面部活细胞定植服务

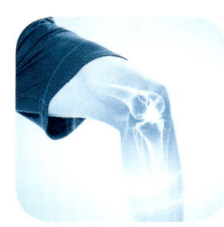 膝关节治疗服务

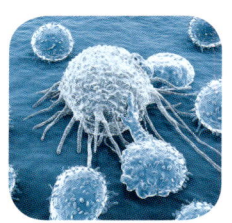 肿瘤预防、治疗

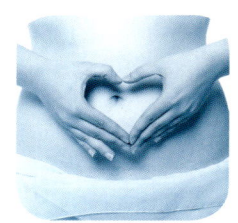 女性生殖服务

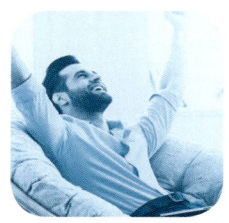 男性生殖服务

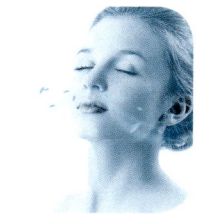 过敏性鼻炎喷雾

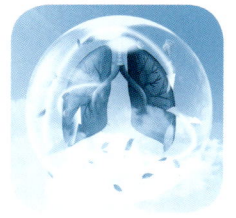 肺部净化雾化剂Ⅰ型

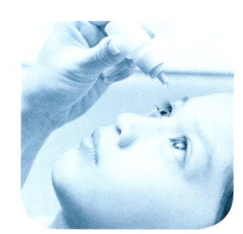 蓓嘉亮眼液

八大平台

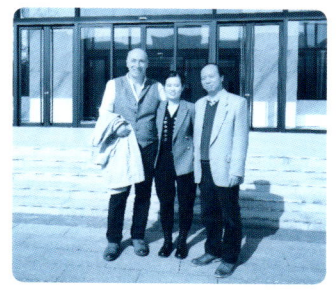

中英人胚干细胞药创新转化中心

该平台由英国伦敦大学终身高级研究员,世界第一只克隆羊"多莉"的核心研究者叶进培教授为技术指导,专注于建立中国临床级胚胎干细胞系及其衍生的间充质干细胞和干细胞外泌体药物研发。其中多项已获得国家专利。

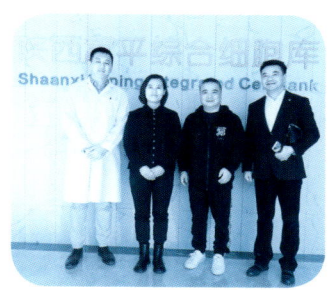

陆道培医疗集团 CAR-T 细胞西北制备基地

该平台以中国造血干细胞移植之父、亚洲骨髓移植第一人陆道培院士及其团队为技术核心,进行 CAR-T 细胞的制备与研发,为西北地区"三甲"医院提供优质 CAR-T 细胞。

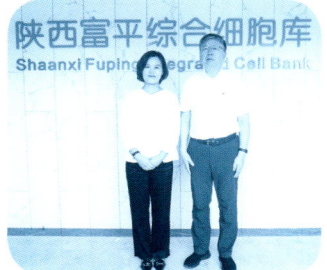

李校堃细胞因子转化实验室(陕西)

该平台以温州医科大学为背景,以李校堃院士及其团队为核心,以研发细胞因子药物为主导,为临床提供更高效的细胞类产品及其衍生物。

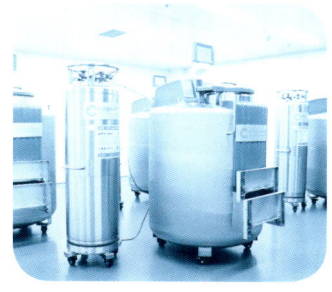

组织来源干细胞技术研究转化实验室

该平台以其卓越的研究成果、精湛的制备工艺、可靠的存储系统和高效的转化能力,不断提升自身高度,为整个干细胞技术的发展树立标杆,为广大患者提供优质的各类干细胞产品。

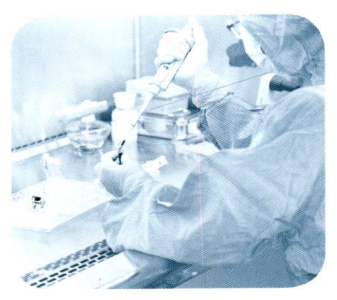

免疫细胞技术转化应用基地

该平台以博士生导师高军教授和海归学者陈寅嘉澍博士为核心，专注于各类免疫细胞的存储与移植，特别是其在重大疾病，如肿瘤、病毒类疾病中的应用。

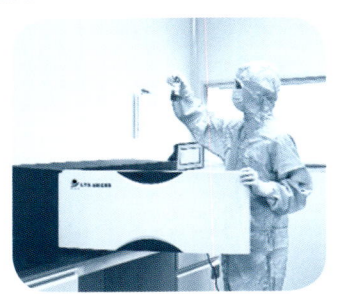

外泌体新技术转化中心

该平台以细胞库和制备中心为基础，广泛开发、生产和推广符合市场需求的细胞类优质产品。

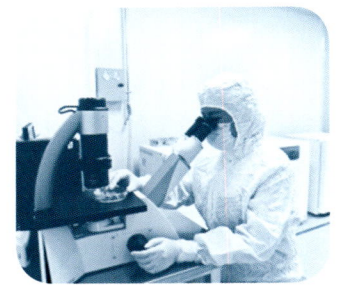

细胞检测评估实验室

该平台以渭南市中心医院为基础，广泛采集各类生物样本，为临床研究提供系统化的生物样本，并为临床提供可追踪的理论依据。

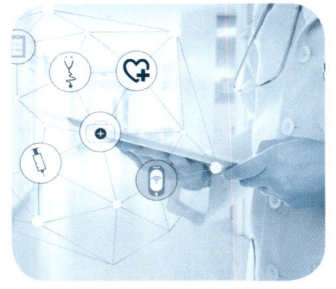

多学科专家智诊与先进医疗联动中心

该平台广泛利用陕西富平综合细胞库专家云集的优质资源，充分发挥各学科专家的才能和智慧，在全面分析的基础上提出患者的评估报告，从而科学严谨地制定出患者的治疗方案。